Ayuno

Intermitente

¡Pierde Peso, Sana tu Cuerpo y Vive una Vida Saludable!

Por Michael S. Davis

Contenido

Introducción

El ayuno intermitente se refiere a un régimen de dieta que le permite administrar los períodos de tiempo en los que come y ayuna dentro de las 24 horas del día. No dicta el tipo de comida que se espera que consuma, sino que describe cuándo (tiempo) puede consumirlos.

Múltiples enfoques de ayuno intermitente están disponibles en la actualidad; el proceso se centra en dividir sus días en períodos consecutivos de ayuno o alimentación. Como humanos, la inclinación natural del cuerpo es ayunar mientras dormimos. Para facilitar el proceso de ayuno intermitente, simplemente se prolonga su ayuno después de que ha despertado.

Esto se puede lograr eliminando el desayuno de su dieta. Esto indicaría ahora que su primera comida estaría programada para el mediodía y la última, aproximadamente a las 8 pm.
Este popular enfoque intermitente se conoce como el método 16/8. Minimiza su período de alimentación total a 8 horas y extiende su período de ayuno a 16 horas por día.

Durante el período de ayuno es aceptable la ingesta de suplementos y bebidas no calóricas, esto ayuda a reducir el impulso de hambre que algunos puedan tener. Durante el período inicial el "hambre" plantea un problema porque su cuerpo está aprendiendo a adaptarse.

Dependiendo de si su cuerpo pueda manejar algunas formas de ayuno intermitente, eso le permitirá tomar porciones pequeñas de alimentos bajos en calorías durante el período de ayuno.

Independientemente de lo tedioso que suene este proceso, es bastante simple, y los beneficios reportados son excelentes.

1. Cómo Funciona el Ayuno Intermitente

Los antecedentes y la historia del ayuno han proporcionado una comprensión del proceso. Profundicemos en la "esencia del problema" proporcionándole una idea de por qué y cómo se debe considerar el Ayuno Intermitente.

El Ayuno Intermitente le permite estructurar y trabajar hacia sus aspiraciones, por ejemplo, la pérdida de peso, pues se observa que las pocas calorías consumidas se correlacionan con la pérdida de peso. Durante el período de ayuno, la ingesta calórica se reduce significativamente, porque la ventana del tiempo para comer también se ha reducido. Fomenta la adaptabilidad mejorada de la insulina y el aumento de la secreción de la hormona del crecimiento, dos componentes vitales para la pérdida de peso y la ganancia muscular. Esta práctica le ayudará a no solo perder peso sino también a mantenerlo, que es el camino hacia su objetivo.

Durante el proceso, se dará cuenta de cómo todo entra en perspectiva. Se dará cuenta de que no solo logrará su objetivo de pérdida de peso sino también todos sus demás objetivos a medida que vea que sus tareas y comportamientos diarios se vuelven más simples. El proceso elimina la necesidad de preparar comidas (qué, cuándo y dónde comer). Lo que también podría causar que ahorre más de su dieta reducida.

Ahora tiene tiempo para concentrarse en otras actividades en lugar de contemplar tres o más comidas por día, con el método 16/8 solo se le exige preparar dos comidas. Este método ahora le permite disfrutar porciones más grandes haciendo que su estómago y su paladar estén repletos, mientras al mismo tiempo, consume menos calorías. Ahora, recapitulamos, en lugar de hacer un alto varias veces al día para comer, usted ahorrará una cantidad considerable de tiempo y energía. En general, se reducen los costos de limpieza asociados y los viajes.

2. Breve Historia del Ayuno

El ayuno es una reliquia probada y comprobada que ha resistido no solo el tiempo sino las culturas y las religiones. El ayuno se ha usado para ayudar a múltiples condiciones de salud, incluidas la osteoporosis, mejorar la salud inmune, la pérdida de peso, la concentración y el Alzheimer. A lo largo de la historia, el ayuno se ha considerado una de las tradiciones curativas más efectivas.

El ayuno siempre ha sido un tema controvertido puesto que las personas asocian automáticamente el proceso con la inanición. Cuando en realidad los dos métodos están en el otro extremo del espectro. El proceso de ayuno se planifica y controla, mientras el hambre es una ocurrencia incontrolada. Las personas muertas de hambre no están seguras de sus comidas o incluso de los medios para proveerse de esa comida. El ayuno, sin embargo, es un compromiso en el que uno actúa con propósitos de salud, espirituales o de limpieza. Los dos conceptos no deben compararse entre sí porque el proceso de ayuno puede llevarse a cabo durante un período determinado que puede abarcar desde un día hasta meses.

En todo el mundo, el ayuno se distingue como una de las mejores prácticas tradicionales para la curación. Hipócrates de Cos acuñó el concepto en la medicina contemporánea. Sus diagnósticos generalmente se remediaban con el consumo de vinagre de sidra de manzana o la práctica del ayuno. Él cita: "Comer cuando uno está enfermo es alimentar esa enfermedad". Plutarco, otro escritor e historiador griego antiguo, expresó un sentimiento similar. Citando: "En lugar de usar la medicina, es mejor ayunar". Otros filósofos griegos como Platón y Aristóteles (su aprendiz) también defendían el proceso de ayuno.

Los antiguos griegos observaron que la naturaleza y nuestro entorno natural a menudo reflejaban nuestros patrones y acciones de comportamiento. Es posible que pueda relacionarse con instancias cuando está enfermo e inmediatamente pierde el apetito. La misma tendencia se nota en los animales cuando están enfermos. Esta es la idea detrás de la frase "médico interno", es la respuesta automática que nuestros cuerpos, tanto humanos como animales, desencadenan cuando no gozamos de buena salud. Piense en la última vez que estuvo enfermo, ¿qué fue lo último en su agenda? Comer bien, lo que sugiere que nuestra anatomía está conectada para combatir la enfermedad a través del método del ayuno.

Se percibió que el ayuno mejora las capacidades de las funciones cognitivas. Intente recordar sus comidas de Acción de Gracias. Cuando disfrute de su pavo, col rizada, macarrones con queso, maíz tostado, papas y todos los otros productos que están repletos en su plato de comida. ¿Cómo te sientes después? ¿Estás lleno de energía o estás más letárgico y mentalmente cansado? Usualmente te sientes cansado, ¿verdad? Esto sucede debido al hecho de que parte del flujo sanguíneo que generalmente se envía al cerebro se redirige al sistema digestivo para ayudar a tu cuerpo a procesar el envío masivo de alimentos que acaba de enviar. En ese estado, se dice que estás en un 'coma de comida'.

Hoy la mayoría de los grupos religiosos, si no todos, practican el ayuno como parte de su viaje espiritual. Los beneficios terapéuticos del ayuno no solo están sujetos a ganancias espirituales sino también mentales y físicas. Los beneficios del ayuno se describen en las enseñanzas de muchos profetas, incluidos Jesucristo, Mahoma y Buda, que tenían una noción mutua de los efectos curativos del ayuno. Este viaje espiritual a menudo representa un período de purificación y expiación; el ayuno representa la restauración espiritual que permite a las personas deshacerse de sus depravaciones y fortalecer su compromiso. A lo largo de diferentes culturas y religiones, el avance del ayuno se desarrolló principalmente para adaptarse a sus creencias y prácticas individuales. La práctica no intenta dañar al individuo que realiza el acto, sino que revitaliza la mente y el espíritu de su cuerpo.

Como budista, generalmente usted consumiría los alimentos principalmente por la mañana, puesto que muchos de los seguidores estarían ayunando desde el mediodía hasta la hora de la comida de la mañana siguiente. También participan en varios ayunos de agua (solo tomando agua) durante días y, en algunos casos, semanas. Los cristianos de la época ortodoxa griega también siguieron una variedad de ayunos que los absorbían hasta 200 días de cada año.

El ayuno también ha sido un factor importante en la comunidad musulmana, particularmente en el mes sagrado de Ramadán, donde se espera que los seguidores ayunen diariamente desde el amanecer hasta el ocaso. También es importante señalar que el profeta Mahoma fomentó el ayuno con una frecuencia de dos veces por semana, los lunes y jueves. Sin embargo, el mes de Ramadán es, con mucho, el punto de referencia más popular cuando se trata de ayunar en el Islam. Durante ese tiempo, todos los alimentos y las bebidas están prohibidas hasta después del atardecer cada día. Sorprendentemente, los estudios han demostrado que, aunque pasen tantas horas sin comer, su ingesta calórica diaria tiende a alcanzar un pico significativo durante el Ramadán. Se sospecha que esto se debe a la "ingesta compulsiva" durante las horas posteriores a la puesta del sol y antes de la salida del sol, que es cuando la comida está realmente permitida, lo que revierte cualquier beneficio nutricional que el período de ayuno podría haber tenido en sus cuerpos.

Por lo tanto, está claro que la idea detrás del ayuno existe desde hace años, y se sabe que sirve para varios propósitos a lo largo de varios ámbitos de la vida, tanto para obtener beneficios nutricionales como espirituales. El ayuno, a lo largo de los años, ha seguido evolucionando y ahora es una poderosa herramienta utilizada para ayudar a lograr una vida más saludable y más sana.

Capítulo 1 - Ayuno Intermitente y sus Ventajas

Vayamos a eso. ¿Qué es el ayuno intermitente? En resumen, el ayuno intermitente es un patrón de alimentación que implica períodos de ayuno y períodos de banquete. Si esto suena aterrador, ¡no se preocupe! Ya ha practicado el patrón de alimentación tradicional durante toda su vida.

Eso es lo que probablemente le hayan enseñado: el desayuno es la comida más importante del día y debe comerlo entre 30 minutos y 1 hora después de despertarse. Su día debe consistir en tres comidas grandes y dos refrigerios. A muchos de nosotros nos han enseñado a creer que este patrón de alimentación es lo mejor para nuestra salud.

Pero, ¿y si hubiera un cuerpo de investigación que demostrara lo contrario? ¿Qué sucedería si le dijera que al no comer durante períodos de 16, 24 o incluso 36 horas, podría perder peso, ganar músculo y aumentar sus niveles de energía y su salud en general? Bueno, esto es todo verdad, y se llama ayuno intermitente.

Existen varios métodos diferentes de ayuno intermitente, y aprenderá cómo incorporar los cuatro primeros en un capítulo posterior. Por ahora, repasemos los conceptos básicos. Para practicar ayuno intermitente, no se come durante más de 16 horas. Para la mayoría de la gente, eso significa cenar a las 7 de la tarde, ir a dormir y luego no volver a comer hasta el almuerzo del día siguiente. No comer durante 16 horas puede sonar duro, ¡pero es mucho más fácil si duermes durante 8 de esas horas!

Es posible que ya haya practicado ayuno intermitente sin darse cuenta. ¿Alguna vez se despertó tarde el fin de semana o se reunió con un amigo para un almuerzo tardío alrededor del mediodía? Si esa es su primera comida del día, está practicando ayuno intermitente.

Si su primera reacción es reticencia, siga leyendo. En los próximos capítulos, analizaremos por qué el ayuno intermitente es el estilo de vida adecuado para usted y cómo puede integrarlo fácilmente en su vida.

Sin embargo, usted puede pensar: *¡Estaré muy hambriento si me salto el desayuno!* Vamos a profundizar más en esto más adelante, pero después de la primera o segunda semana, ¡realmente no sentirá hambre! Su mente está acostumbrada a comer por la mañana, por lo que durante la primera semana sentirá hambre. Una vez que su cerebro aprenda a esperar hasta el almuerzo para comer, el hambre desaparecerá. En muchos sentidos, el ayuno intermitente le enseña a escuchar a su cuerpo más de cerca.

3. Fundamentos Científicos que Demuestran que Funciona

Para convencernos de que el ayuno intermitente es la opción de estilo de vida para nosotros, repasemos algunas de las razones científicas por las que el ayuno intermitente causa la pérdida de peso sin dañar nuestro metabolismo.

Porque cuando decimos que queremos perder peso, queremos decir que queremos perder grasa. Ahora, la mayoría de las personas sigue el método de pérdida de peso "calorías in, calorías fuera". Cuando se ingiere menos calorías en comparación con lo que quema, perderá peso. Si bien esto es cierto, los investigadores nos han demostrado que deja nuestros metabolismos bajos, y casi garantizamos que volveremos a ganar ese peso.

El ayuno intermitente funciona porque no depende de las calorías ingeridas, las calorías salen de la ecuación para promover la pérdida de peso. En cambio, el ayuno intermitente provoca la pérdida de grasa al disminuir nuestros niveles de insulina. Entonces, ¿cómo funciona la insulina?

4. Ventajas del Ayuno Intermitente
1. Alienta la Pérdida de Peso

La ventaja más profunda del ayuno intermitente se debe a la forma en que aumenta la capacidad de su cuerpo para quemar grasa y ayudar a las personas a mantener su peso y construir un mejor físico. El ayuno intermitente se considera más adaptable que la mayoría de las estrategias de dieta porque elimina la necesidad de tener que observar la cantidad de calorías por comida que consume.

El ayuno intermitente obliga al cuerpo a agotar la grasa que previamente había almacenado para obtener energía, este proceso aumenta el proceso de quema de grasa, que a su vez mejora la pérdida de peso porque el cuerpo usa azúcar (glucosa) que es la principal fuente de energía de nuestro cuerpo cuando come, luego almacena lo que no se absorbe en el hígado y los músculos en forma de glucógeno.

Cuando nuestro cuerpo se ve privado de un suministro constante de glucosa, se ve obligado a descomponer las reservas de glucógeno y utilizarlo como fuente de combustible. Después de lo cual su cuerpo buscará una nueva fuente de energía (generalmente sus células grasas). Estas células de grasa se descomponen para ayudar a su cuerpo a producir energía.

2. Ayuda en la Regulación del Azúcar en la Sangre

Cuando los carbohidratos se consumen, el cuerpo los convierte en azúcar (glucosa) en el torrente sanguíneo. La insulina es la hormona responsable de transferir la glucosa del torrente sanguíneo a las células para utilizarla como fuente de energía.

Cuando el cuerpo sufre dolencias como la diabetes, no produce insulina adecuadamente, lo que provoca niveles elevados de glucosa en el torrente sanguíneo (diabetes). Esto luego deja al cuerpo con complicaciones como sed, micción frecuente y fatiga.

El análisis del ayuno intermitente ha revelado hallazgos que indican que su cuerpo mejora a partir del proceso, pues regula sus niveles de azúcar en la sangre, deteniendo los picos y bajones de azúcar en sangre.

3. Cuida Su Corazón

Una de las ventajas más profundas del ayuno intermitente es el efecto que tiene en el corazón. Los resultados indican que el proceso se ha correlacionado con la reducción de complicaciones de la enfermedad cardíaca.

Un estudio del proceso mostró la gran influencia que tuvo el ayuno en los factores directamente relacionados con la salud del corazón. Observaron mayores niveles de colesterol HDL bueno y una disminución en los niveles de colesterol LDL malo y triglicéridos.

Un estudio en animales revisado en la Revista de Bioquímica Nutricional reveló que el FMI (ayuno intermitente) provocó un aumento en los niveles de adiponectina. La proteína que ayuda al procesamiento de los azúcares se llama adiponectina; se dice que es una defensa para prevenir el paro cardíaco y las enfermedades del corazón. Uno de los estudios sobre ratas reportó que las que ayunaron tenían un 66% más de probabilidades de sobrevivir a un ataque cardíaco que las que seguían una dieta regular.

4. Disminuye los Niveles de Inflamación

La inflamación es la respuesta del cuerpo a una infección o lesión. La inflamación crónica, sin embargo, puede provocar una enfermedad crónica. Los investigadores han determinado que la inflamación puede estar relacionada con afecciones crónicas como la obesidad, la diabetes, las enfermedades cardíacas y el cáncer.

Un estudio en 50 individuos que participaban en Ramadán fue publicado en la revista Investigación sobre Nutrición. Los hallazgos indicaron que los niveles de algunos marcadores de inflamación en los participantes disminuyeron durante el ayuno. En 2015, un estudio separado reveló que períodos más largos de ayuno nocturno se correlacionaron directamente con la disminución de los marcadores de inflamación.

Se ha observado que se necesitan más estudios en profundidad en el área, pero los estudios disponibles han descubierto suficiente evidencia para determinar que el ayuno intermitente podría ayudar con la reducción de la inflamación y otras enfermedades crónicas.

5. Protege el Cerebro

El ayuno intermitente no solo ha demostrado mejorar sus posibilidades de enfermedades crónicas como enfermedades cardíacas, diabetes y obesidad, más estudios sobre el ayuno intermitente han indicado que posiblemente podría proteger además la salud de su cerebro.

Un estudio en animales reveló que el ayuno intermitente mejoraba las funciones cognitivas y proporcionaba protección contra los cambios en la memoria y la función de aprendizaje en comparación con un grupo control.

Además, los investigadores han observado que los efectos antiinflamatorios del ayuno intermitente pueden mejorar sus funciones cerebrales, lo que puede reducir el progreso de enfermedades como el Parkinson, el Alzheimer y la demencia.

6. Reduce las Sobrecargas de Hambre

La hormona responsable del control del hambre se llama leptina. Se produce cuando la señal de las células de grasa envía una señal a nuestro cuerpo diciéndole que deje de comer. El nivel de leptina en el cuerpo determina el hambre. Cuando los niveles bajan, el cuerpo siente hambre, y si se elevan, se siente lleno.

Las personas que son obesas generalmente tienen niveles más altos de leptina en sus cuerpos, esto ocurre porque la producción de esta hormona es principalmente en las células de grasa del cuerpo. Si el cuerpo produce una cantidad excesiva de leptina, puede hacer que el cuerpo sea resistente a las señales que le avisan al cuerpo que deje de comer.

Un estudio de 80 personas cuyos niveles de leptina se midieron durante el ayuno intermitente reveló que los niveles de la hormona se redujeron por la noche, lo que significa que tienden a tener más hambre por la noche. Esto indica que comer durante el día y ayunar por la noche puede traducirse en una necesidad de hambre reducida que conduce a una mayor pérdida de peso.

5. Cómo el Ayuno Intermitente Afecta Nuestros Cuerpos

La insulina le dice a nuestro cuerpo cuándo es el momento de almacenar energía en forma de grasa y cuándo es el momento de quemar grasa como energía. Cuando comemos, nuestro estómago e hígado convierten los alimentos en energía. Parte de esa energía entra a nuestro torrente sanguíneo como azúcar en la sangre, y la usamos inmediatamente. ¿El resto? Es almacenado como grasa.

La insulina es un producto químico liberado por nuestro páncreas cuando comemos, que le dice a nuestro cuerpo que es hora de almacenar grasa. Entonces, cuando no comemos durante 16 horas o más, nuestro nivel de insulina disminuye significativamente y nuestro cuerpo pasa al modo de quema de grasa. Entonces, incluso si se come una gran cena la noche anterior, ¡seguirá en el modo de quema de grasa a la mañana siguiente!

Sin embargo, la insulina no es la única sustancia química que se dispara rápidamente. Cuando ayunamos por más de 16 horas, nuestro cuerpo produce más hormona de crecimiento humano (HGH). ¡Esta fantástica hormona le dice a nuestro cuerpo que queme grasa, repare los músculos e incluso desarrolle nuevos! ¡Al ayunar, perderá peso y tendrá más energía!

Sin embargo, hay una razón más por la que el ayuno intermitente elimina las calorías en el método de pérdida de peso: cuando ayuna durante más de 16 horas, su cuerpo produce más adrenalina. ¡La adrenalina, a su vez, le da más energía y conciencia mental! Se sentirá enérgico y reflexivo, incluso cuando no ha comido recientemente.

La combinación de estos tres efectos, menor insulina, aumento de la HGH y aumento de adrenalina, se combinan en su cuerpo para elevar su metabolismo, a veces hasta un 14% más que su tasa base. ¡Este impulso en el metabolismo puede conducir a grandes resultados de pérdida de peso! También reducirá las calorías ya que comerá menos comidas al día. Esta ligera reducción de calorías, más un aumento en el metabolismo, conducirá a resultados fantásticos y duraderos.

6. Alimentos que Puede Disfrutar en un Ayuno Intermitente

Como se ha dicho, el hecho de que el ayuno intermitente no dependa del conteo de calorías no significa que usted pueda subsistir únicamente con una dieta de comida chatarra durante su ventana de alimentación. Si no hace al menos un esfuerzo para comer sano, el IF no hará nada por usted. Entonces, ¿qué debe comer para maximizar los efectos positivos del ayuno?

Centrarse en Proteínas y Verduras

Durante su ventana de alimentación, los principales alimentos en los que debe concentrarse son en las proteínas y los vegetales. Esto le asegurará que acumule suficientes calorías para atravesar el período de ayuno a la vez que obtiene los nutrientes que necesita.

Una de las mejores cosas del ayuno intermitente es que se le permite un grado relativamente grande de libertad en lo que respecta a sus opciones de proteínas. Puede recurrir a la carne, aves de corral o pescado, siempre que estén preparados de manera saludable. Considere la posibilidad de carnes a la parrilla, pescado al horno y pavo o pollo preparados en sabrosas salsas con especias excitantes.

En cuanto a sus vegetales, hay pocas cosas que superen una ensalada hecha con verduras frescas. Intente que sus verduras estén lo más frescas posible para que no tenga que depender demasiado de los aderezos para el sabor. Los guisos saludables son también una gran opción.

Prepárese para Grandes Porciones
En el ayuno intermitente, no es solo lo que usted come, es la cantidad de comida que consume. Tendrá que prepararse para consumir grandes porciones durante la ventana de alimentación. De esa forma evitará el error común de tratar de ayunar en porciones normales y terminar muriendo de hambre porque no recibe suficientes calorías.

Esto puede ser un shock para usted si acaba de salir de la forma de pensar de las "seis comidas pequeñas", pero como no comerá con tanta frecuencia, debe asegurarse de comer lo suficiente durante las comidas que consuma. Si le intimida la idea de tener que comer tanta comida de una sola vez, puede comenzar comiendo continuamente cuando esté en la ventana de alimentación. Pero no se preocupe, cuando se apegue al AI, se acostumbrará a sentarse a comer lo que parece ser una comida gigante.

El Tipo Correcto de Carbohidratos

A diferencia de muchos otros planes de dieta, el ayuno intermitente no implica evitar todos los carbohidratos como la peste. De hecho, se recomienda encarecidamente que consuma una buena porción de hidratos de carbono los días que haga ejercicio.

El truco, sin embargo, es apegarse al tipo correcto de carbohidratos. Las papitas fritas no son una buena idea, y tampoco lo es el pan blanco. Coma arroz (arroz moreno, preferentemente), quinua, pan blanco y avena.

Y si siente la necesidad de hundir sus dientes en algo dulce para el postre, intente con fruta fresca en lugar de una rebanada de pastel o tazón de helado. Vaya al mercado local de agricultores para ver qué hay de temporada o pruebe opciones más aventureras coma mango o fruta de dragón si quiere algo más emocionante.

De Vez en Cuando Permítase un Regalo

Cumplir con cualquier dieta puede ser difícil, y el ayuno intermitente, aunque más fácil que la mayoría, no es una excepción. Aunque puede comer una amplia gama de alimentos, es innegablemente frustrante no poder comerlos cuando lo desee. Por esta razón, es una buena idea darse el gusto ocasional por un buen comportamiento.

Puede, por ejemplo, permitirse un lujoso helado con varias bolas para el postre después de su última comida después del entrenamiento de la semana. O bien, después de una semana de cumplir estrictamente su horario intermitente de ayuno, podría salir a cenar a su restaurante favorito y tener todas esas costillas de barbacoa que se ha estado perdiendo.

Recuerde que si bien la disciplina es esencial, es igualmente importante mantenerse feliz mientras se encuentra en el camino hacia la buena forma física.

Manténgase Hidratado Mientras Ayunas
El ayuno no significa que debe abstenerse por completo de dejar que nada pase por tus labios. Durante su período de ayuno, manténgase hidratado bebiendo mucha agua o jugo fresco. Siempre tenga a mano una botella de algo para beber. Algunas personas combinan SI con la limpieza a base de hierbas, que es una idea muy buena.

Las bebidas con cafeína también ayudarán si todavía estás tratando de olvidar la idea de cortar el desayuno de tu vida. Muchos practicantes de FI les encantan un té o café, especialmente porque una taza, ya sea a primera hora de la mañana, le animará y le ayudará a sentirse menos hambriento. Sin embargo, deje pasar los complementos: realmente no necesita la crema batida y el jarabe de chocolate en su brebaje matutino.

Capítulo 2 –Los Beneficios Médicos Del Ayuno Intermitente Extendido

El ayuno intermitente ha ayudado a muchas personas a perder peso y convertirse en las mejores versiones de sí mismos. Este patrón de alimentación no es una dieta a corto plazo, sino un estilo de vida a largo plazo. ¿Por qué? Porque tiene una lista completa de beneficios de salud respaldados por investigaciones que van más allá de la pérdida de peso.

¿Tiene historiales médicos complicados en su familia? Tal vez esté nervioso por la diabetes o una enfermedad cardíaca. El hecho es que, cuando el cuerpo está en modo de ayuno, liberas hormonas que le dicen a las células de tu cuerpo que es hora de pasar al modo de reparación. En este modo de reparación, las células pueden eliminar muchos de los primeros signos de enfermedad. Al practicar el ayuno intermitente, les damos a nuestras células más tiempo para sanar, proporcionándonos una mayor longevidad en nuestras vidas.

7. Usar Ayuno Intermitente para Sanar el Corazón

Hoy en América, las enfermedades del corazón son asesinas. Son una de las principales causas de muerte entre los adultos, especialmente entre los adultos que luchan contra la obesidad o el aumento de peso.

¡Buenas noticias! Se ha demostrado que el ayuno intermitente, a través de estudios en animales, mejora muchos factores de riesgo diferentes relacionados con la enfermedad cardíaca. Reduce la presión arterial, los niveles de colesterol, los triglicéridos en la sangre, la inflamación y los niveles de azúcar en la sangre. Realmente, no puede haber una mejor opción de estilo de vida en lo que respecta a la salud del corazón.

8. Hacer Ayuno Intermitente Con Cáncer

Es cierto, el ayuno intermitente puede ayudar a prevenir y proteger al cuerpo de desarrollar ciertos cánceres. ¿Cómo? Vamos a averiguarlo.

En primer lugar, el ayuno intermitente tiene la capacidad de garantizar que se reduzca la inflamación y el estrés oxidativo en el cuerpo. El estrés oxidativo es una forma elegante de hablar sobre la capacidad natural de la célula para desintoxicarse. Si este proceso de desintoxicación se interrumpe o se bloquea, se produce un estrés oxidativo. Desafortunadamente, comer una mala dieta, o comer en exceso, puede provocar un aumento de la inflamación y el estrés oxidativo en el cuerpo. Estas dos cosas pueden conducir al cáncer.

Se han realizado algunos estudios que ilustran la relación entre el ayuno intermitente y la reducción del estrés oxidativo y la inflamación. Si está tratando de prevenir o incluso curar una enfermedad crónica o cáncer, el ayuno intermitente podría ser una excelente opción para usted.

Está bien, pero ¿y si usted o alguien a quien amas ya tiene cáncer? Con base en un estudio realizado en pacientes humanos, existe cierta evidencia de que el ayuno intermitente ¡puede ayudar a reducir algunos de los efectos secundarios provocados por la quimioterapia!

Probablemente, el beneficio más importante del ayuno intermitente es su capacidad para desencadenar la autofagia en las células. ¿Qué es la *autofagia*? Es una manera elegante de decir "modo de reparación". Cuando comemos cada tres horas, las células se reproducen constantemente, utilizando la nueva comida para crear nuevas células. Sin embargo, cuando hacemos una pausa y entramos en un corto período de ayuno, las células cambian al modo de reparación.

Este modo de reparación, conocido como autofagia, es esencial para una vida celular saludable en nuestros cuerpos. Aumentar la cantidad de reparación en nuestros cuerpos puede protegernos contra ciertas enfermedades, como el cáncer y el Alzheimer.

9. Usando el Ayuno Intermitente con Diabetes

Un beneficio médico importante del ayuno intermitente se origina con esa pequeña sustancia reguladora de la grasa, la insulina. Aunque la insulina es probablemente más famosa por su papel en la causa o prevención del inicio de la diabetes.

Hoy en día, la diabetes no es una enfermedad debilitante, siempre que se diagnostique temprano y se trate de manera responsable. Como una cuestión de hecho, la mayoría de las personas no necesitan sufrir de diabetes. Agregar el ayuno intermitente a su estilo de vida puede ayudar a prevenir la aparición de la diabetes tipo 2.

La diabetes tipo 2 es la forma de la enfermedad que se desencadena principalmente por una dieta y un estilo de vida poco saludables. El cuerpo desarrolla resistencia a la insulina y, por lo tanto, no puede regular la cantidad de azúcar en el torrente sanguíneo.

Cuando practicamos el ayuno intermitente, el cuerpo reduce su nivel general de insulina. Los períodos de baja insulina nos ayudan a prevenir la resistencia a la insulina. En un estudio realizado en sujetos humanos, el azúcar en la sangre se redujo hasta un 6% durante un ayuno. ¡Durante el mismo ayuno, el nivel de insulina en el cuerpo se redujo del 20 al 31%!

Un estudio posterior realizado en ratas con diabetes mostró que el ayuno intermitente ayudó a prevenir y proteger el riñón. Esto aún no se ha probado en humanos.

Muy bien, el ayuno intermitente ayuda a prevenir la diabetes. Pero, ¿y si la diabetes no te preocupa? Nadie en su familia ha tenido diabetes y su dieta en este momento no es tan mala. Muy bien, vale. ¿Qué pasa con una enfermedad mucho más común y más mortal? ¿Qué hay del cáncer?

10. Cómo Reacciona el Cerebro al Ayuno Intermitente

Sí, es correcto, el SI incluso puede ayudar a prevenir el Alzheimer. La investigación sobre esta afirmación aún es rudimentaria, pero los estudios preliminares llevados a cabo en ratas demostraron que el ayuno intermitente puede retrasar o enlentecer la aparición del Alzheimer. Necesitamos investigaciones posteriores en humanos antes de poder hacer afirmaciones más atrevidas que eso, pero por ahora, es mejor prevenir que lamentar, ¿verdad?

Incluso si la enfermedad de Alzheimer no es una preocupación para usted, existen muchos más beneficios para el cerebro del ayuno intermitente. El impulso que el AI otorga a su metabolismo también afecta su función cerebral.

Los estudios en animales han revelado que el ayuno intermitente reduce el daño cerebral, los accidentes cerebrovasculares y mejora el funcionamiento mental a lo largo del tiempo. Tal vez comer tus Wheaties por la mañana no es tan importante, después de todo.

Capítulo 3 - Perder Peso Con El Ayuno Intermitente

El ayuno intermitente, como su nombre lo indica, es un patrón de dieta en el que debe ayunar durante un período específico en un día. El ayuno suele durar entre 16 y 20 horas, y usted come durante las otras 4 a 8 horas del día. El período de ayuno se conoce como la ventana de ayuno y el tiempo que come se conoce como la ventana de comer. Durante la ventana de ayuno (el período de ayuno), puede tomar líquidos (agua, café negro, té de hierbas, etc.).

Puede ver mejores resultados cuando pasa más tiempo ayunando diariamente. No hay un cuadro específico – puede ayunar con la frecuencia que desee. Cuanto más ayune, más efectivo es el resultado.

Cuando sigue un ayuno intermitente, obtiene más beneficios para la salud además de la pérdida de peso. ¿Cómo pierde peso su cuerpo cuando ayuna? Su cuerpo usa la grasa corporal almacenada (reserva nutricional) para obtener energía. Esto resulta en la quema de todas las calorías no deseadas. Cuando quema calorías de esa manera, pierde peso y también quema el exceso de grasa. Eso le ayudará a tener un físico delgado, y también se sentirá saludable y enérgico, ya que el cuerpo usa el exceso de grasa corporal (grasa almacenada) para obtener energía. Esto se debe a que no obtiene energía de la ingesta de alimentos pues su ingesta de alimentos está restringida.

El ayuno intermitente ayuda a su cuerpo a optimizar la liberación de las principales hormonas que queman grasa – especialmente la insulina y la HGH (Hormona de Crecimiento Humana) – las dos más importantes. La hormona de crecimiento humano es responsable de encender el sistema de quema de grasa de su cuerpo. Su cuerpo comienza a quemar todo el exceso de grasa para darle la energía para continuar con su trabajo habitual (rutina).

Los estudios demuestran que el ayuno aumenta la producción de la hormona del crecimiento humano (HGH) en un 2000 por ciento en los hombres y en un 1300 por ciento en las mujeres.

El ayuno intermitente también tiene una gran influencia en la otra hormona importante – la insulina. Ayuda a mantener los niveles de insulina estables y bajos, lo que es clave para perder peso excesivo o evitar que la grasa adicional se acumule en el cuerpo. Los alimentos ricos en carbohidratos procesados y azúcar simple acumulan más grasa corporal. Por lo tanto, es aconsejable evitar estos alimentos, ya que hace que los niveles de insulina se disparen y luego se bloqueen cada vez que los coma. Esto dará como resultado una acumulación excesiva de grasa en su cuerpo en lugar de quemarla como energía.

Cuando aumentan sus niveles de insulina, termina con problemas de salud como la obesidad, diabetes tipo 2 y varias otras afecciones crónicas. El ayuno intermitente es la solución a todos estos problemas. Los estudios clínicos han demostrado que 15 días consecutivos de ayuno intermitente ayudan a equilibrar los niveles de insulina. Su cuerpo permanece en un estado de quema de grasa dándole más energía durante todo el día.

11. Precauciones antes de Comenzar.

Al igual que con cualquier cosa en la vida, el ayuno intermitente, aunque muy beneficioso para su salud, también tiene sus inconvenientes. Como tal, puede no ser tan beneficioso para ciertas personas. Aquí hay algunas precauciones a tener en cuenta al considerar el ayuno intermitente (IMF).

1.   Controle sus niveles de azúcar en sangre antes de iniciar el FMI

Es importante que primero se tome el tiempo para controlar su nivel de azúcar en la sangre antes de decidir considerar un ayuno intermitente. Ya sea que sufra niveles bajos de azúcar en la sangre o diabetes, comer regularmente es una parte vital para mantenerse saludable. Debido a esto, pasar largos períodos sin comer puede conducir a niveles drásticamente bajos de azúcar en la sangre que pueden dar como resultado complicaciones de salud peligrosas como fatiga, temblores y palpitaciones del corazón. Como tal, es importante que consulte a su médico antes de sumergirse en el ayuno intermitente, y ver si es adecuado para usted.

2. Examine su historial de alimentación

Se recomienda que evite el FMI si ha sufrido un trastorno alimentario en el pasado. Independientemente de cuándo fue, ya sea cuando era un adolescente o recientemente en su edad adulta, no comer por períodos prolongados puede desencadenar los síntomas de una alimentación poco saludable y empujarle hacia atrás a una situación negativa.

3. Considere su edad.

A los niños y adolescentes se les aconseja evitar el ayuno intermitente. De niño, su principal preocupación debería ser mirar hacia un futuro saludable y seguro. Como tal, realmente no habría necesidad de ir en ayunos extremadamente largos. En cambio, haz que se concentren en alcanzar sus objetivos nutricionales sugeridos cada día.

4. Evítelo cuando está enfermo

Cuando se está enfermo, su cuerpo necesita obtener una corriente de nutrientes constante para sanar, por lo que se somete a un ayuno intermitente mientras que el enfermo puede ralentizar el proceso de curación.

5. El FMI puede ser problemático en las mujeres

Cuando se trata del FMI, hay muchos factores que las mujeres deben tener en cuenta. Comencemos con lo obvio. Las mujeres embarazadas o que lactan deben evitar el FMI, ya que al limitar el número de veces que come, también estarían poniendo un límite a la cantidad de nutrientes que está suministrando para su bebé por nacer. Entonces, en lugar de ayunar, considere comer una dieta balanceada que le proporcione la cantidad adecuada de nutrientes necesarios para mantener un embarazo saludable.

Ahora para la parte que puede ser menos obvia. El ayuno intermitente a largo plazo puede ocasionar problemas hormonales que pueden ocasionar problemas de control de peso, regulación de los ciclos menstruales, embarazo, menopausia, pubertad, crecimiento del cabello y complexión de la piel, por nombrar algunos. Como tal, si opta por hacer ayuno intermitente, considere hacerlo solo unos días durante la semana, en lugar de convertirlo en una rutina diaria.

6. Evitar con problemas de vesícula biliar

Existe la posibilidad de que el ayuno pueda aumentar los riesgos asociados con los problemas de la vesícula biliar. Debido a esto, si usted tiene un historial de enfermedad de cálculos biliares, puede que no sea prudente hacer FMI.

7. El FMI puede afectar la tiroides

Como se mencionó anteriormente, el ayuno intermitente puede alterar las hormonas, que incluyen las hormonas tiroideas reguladoras. Como tal, si tiene un historial de problemas de tiroides, este puede no ser el plan para usted.

8. Si eres un adicto al gimnasio, evita el FMI

¡Está bien! A pesar de todos los conceptos erróneos que escuchas, debes tener cuidado si estás considerando ayunar intermitentemente si es un adicto al gimnasio. Las personas que son extremadamente activas pueden arrojar sus cuerpos en estado de shock mientras ayunan intermitentemente, ya que su cuerpo necesita nutrientes antes de entrenar y después de reabastecerse. Por lo tanto, si decide participar en ayuno intermitente mientras está físicamente activo, intente relajarse en el gimnasio los días que ayuno y asegúrese de mantenerse hidratado. Sin embargo, si planifica un ayuno de más de 72 horas, se recomienda encarecidamente que límite su actividad física.

12. Una Guía Simple para que Comiences

Ahora que hemos explorado algunas cosas con las cuales tener cuidado, exploremos cómo puede avanzar de manera segura con ayuno intermitente. El proceso de ayuno no es algo en lo que todos puedan meterse. Debe tomarse el tiempo para prepararse. Decida qué método de ayuno desea usar, defina sus objetivos y comience a planificar qué pasos adicionales va a seguir para cumplir con sus objetivos. Para ayudarlo, estos son algunos consejos para elegir un método de ayuno y prepararse para su nueva rutina dietética.

- Defina sus objetivos

- Elija qué método de ayuno planea usar

- Planifique sus comidas y ejercicios alrededor de su ayuno intermitente

- Comience a hacer cambios en su dieta unas semanas antes de ayunar

- Hazle saber a las personas que va a comenzar a ayunar

Acomódese al Nuevo Plan de Ayuno Progresando Lentamente Durante unas Pocas Semanas

Debe comenzar a usar el ayuno espontáneo varias semanas antes de comenzar su plan de ayuno previsto. Esto preparará a su cuerpo para los cambios que están a punto de suceder. También lo preparará mentalmente para el desafío de abstenerse de comer o reducir las calorías.

Cualesquiera que sean sus objetivos, nunca se rinda. Puede ser difícil cambiar repentinamente su rutina diaria. Cuando se desvíe de sus planes originales, salte al día siguiente. Si termina comiendo pastel durante un período de ayuno, regrese a su rutina planificada de ayuno al día siguiente. Es fácil posponerlo para la siguiente semana o mes, pero esto solo demorará su progreso. Llevará un tiempo alcanzar sus objetivos, así que manténgase comprometido con sus planes hasta que logre el éxito.

Establecer Metas Para Usted

El primer paso es definir sus objetivos. ¿Qué es exactamente lo que quiere lograr mediante el ayuno intermitente? ¿Desea perder peso, mejorar su salud, desarrollar músculo magro, tonificar su cuerpo o una combinación de todos estos? Elija sus objetivos y luego defínalos. Anótelos y considere usar un calendario para seguir su progreso.

Haga un Plan para que su Plan Seleccionado se Adapte a su Estilo de Vida

Después de elegir la técnica que desea utilizar, comience a planificar sus comidas y ejercicios en torno a sus períodos de ayuno. No todos van a querer cambiar sus hábitos de dieta o ejercicio, pero esto puede ayudarlo a alcanzar sus objetivos de acondicionamiento físico. Si desea comer mejor o hacer más ejercicio y aumentar sus posibilidades de hacer ejercicio, decida cómo preparar sus comidas y entrenamientos en torno a su ayuno. Por ejemplo, es posible que no desee realizar un entrenamiento extenuante durante un período de ayuno.

Haga su Investigación sobre las Técnicas de Ayuno y Elija la Mejor para Usted

Junto con los seis métodos descritos anteriormente, hay muchas otras opciones. Lo principal que todos tienen en común es que evitarás comer o reducir calorías durante un período de tiempo específico. Algunos métodos implican ayuno a largo plazo (ayuno por más de 24 horas) y ayuno a corto plazo (ayuno más frecuente durante un período de tiempo más corto).

El ayuno a corto plazo puede ser útil para las personas que tienen problemas con los atracones o las dietas. Con el ayuno a corto plazo, hará un cambio en su dieta que desalienta los bocadillos constantes y le enseñará a controlar su apetito.

Revise todos los planes antes de tomar una decisión final. Considere los pros y los contras de cada método y luego elija el que sea más fácil de incorporar a su rutina.

13.¿Cuán Efectivo es el Ayuno Intermitente?

El ayuno intermitente alienta a su cuerpo a quemar más grasa. Su nivel de azúcar en la sangre aumenta después de terminar la comida. El azúcar en la sangre y el glucógeno (carbohidratos almacenados) en su cuerpo es la energía (que su cuerpo quema), que es responsable de mantenerlo vivo y funcionando con buena salud. Entonces, cuando no comes nada durante un período más prolongado, el azúcar en la sangre de tu cuerpo y los carbohidratos almacenados disminuyen. Cuando sucede, su cuerpo comienza a quemar la grasa corporal almacenada para obtener energía.

La grasa de su cuerpo no es más que la acumulación de todo el exceso de calorías que se almacenan en el cuerpo cada vez que come en exceso.

El cuerpo toma todo este exceso de calorías y las almacena como grasa corporal (reserva nutricional) para usarla como fuente de energía de respaldo cuando:

- Hay un déficit de calorías debido a un ejercicio intenso o cuando come menos.

- Su cuerpo está obligado a quemar todo el exceso de calorías, que se almacenan como grasa corporal, ya que no hay suficientes carbohidratos o azúcar en la sangre para quemar cuando se está en ayunas por más de 14 horas.

Entonces, cuando la grasa del cuerpo se quema para obtener energía, naturalmente se comienza a perder peso ya que todo el exceso de calorías se quema.

Cuando se combina el ayuno intermitente con un plan de ejercicio adecuado, se tiende a perder más grasa y peso corporal, lo que le da un físico delgado.

Pierdes grasa más rápido cuando,

- Ayuna de 14 a 20 horas por día

- Come menos durante la dieta de pérdida de peso

- Combina ejercicio y ayuno

Su tasa metabólica aumenta cuando observa un ayuno intermitente. Esto se debe a que cuando los niveles de energía disminuyen, junto con los niveles de azúcar en la sangre, el cuerpo reacciona en sentido contrario liberando más adrenalina (norepinefrina). Esto le da más energía y lo mantiene enfocado en su rutina de trabajo habitual. Como el cuerpo libera adrenalina, lo obliga a quemar toda la grasa acumulada para poder proporcionarle energía. Estas grasas almacenadas se encuentran principalmente en las caderas, el vientre y los muslos.

Es cierto que el ayuno intermitente por lo general se dirige al área de la grasa del vientre. Es tremendamente difícil perder grasa del vientre porque la región abdominal tiene más receptores alfa-2 (reducen la velocidad de la quema de grasa) que receptores beta-2 (aceleran la quema de grasa).

Cuando se realiza un ayuno intermitente, el nivel de insulina baja, lo que cierra los receptores alfa 2 (ya que no pueden funcionar bien sin insulina). Esto activará los receptores beta 2 en su región abdominal permitiendo que su cuerpo queme el exceso de grasa en el vientre. Asimismo, el aumento del flujo sanguíneo al área del vientre facilita que las hormonas que queman grasa hagan bien su trabajo.

Es posible reducir el último pedazo de grasa que su cuerpo ha acumulado, a través del ayuno intermitente. Y este método de ayuno es esencial para las mujeres, pues tienen más grasa (o receptores alfa 2) en sus muslos, trasero y caderas. Como se mencionó anteriormente, la hormona del crecimiento aumenta naturalmente debido al ayuno intermitente y ayuda a quemar más grasa. Esto también evita que consuma más calorías al omitir una o más comidas que reduzcan la ingesta de calorías.

14. Estar Mentalmente Preparado para Hacer Dieta

Si eres como yo, que te encanta la comida. Y me refiero a AMARLA. ¿Quién quiere comer ensaladas todos los días? Yo no. Oye, no hay nada de malo con una buena ensalada, pero, en mi opinión, si vas a ser coherente con tu dieta – y tendrás que serlo para tener éxito, debes poder disfrutar de lo que estás haciendo. Si tienes que comer pequeñas ensaladas y pechuga de pollo todos los días, vas a tener problemas. Estarás estresado; te aburrirás; lo arruinarás.

Así es como ayuda AI: debido a que ha cambiado su ventana de consumo a más tarde en el día, puede comer comidas GRANDES y satisfactorias. Es bastante difícil comer en exceso 1800+ calorías en una ventana de 8-10 horas a menos que realmente lo intente o esté comiendo chatarra en primer lugar. En ese sentido, es importante recordar que esto no es una excusa para comer comida chatarra. La comida chatarra todavía se acumula con mayor rapidez. Pero le da mucho margen para comer las comidas que le gustan y para comer hasta que esté lleno. Este es uno de los principales beneficios de las personas con AI; están a dieta pero no lo ven o no se lo sienten porque comen a lo grande. Sáquele el máximo a las ensaladas; coma bistec y las patatas.

Otro beneficio es ayudar a eliminar la obsesión por los alimentos y qué comer. Las personas que practican la AI informan que el ayuno ha ayudado a renovar su punto de vista sobre los alimentos como una fuente de combustible más que como un alivio del estrés. Aprenderá las verdaderas señales de hambre de su cuerpo y cuándo realmente necesita comida, en lugar de solo una respuesta condicionada.

En las horas de la mañana, mientras está bebiendo su café negro, no se sentirá letárgico y lento por su rosquilla habitual y queso crema. En cambio, estará enfocado y alerta, siendo más efectivo, eficiente y productivo.

Finalmente, y este ha sido uno de mis favoritos, tendrá una comida menos para comprar. Eso no significa que nunca puedas desayunar de nuevo. Eso sería ridículo... ambos sabemos que el desayuno nos sacude. Pero recortar el desayuno me ha simplificado la vida inmensamente. Compro un tercio menos de comestibles, planifico un tercio menos de comidas. Tiempo ahorrado Dinero ahorrado ¿Qué podría ser mejor que eso?

Por supuesto, si tiene una familia, y no todos practican AI, bueno, puede que no tenga suerte con algunos de esos beneficios, ¡pero tal vez pueda hacer que comiencen!

Capítulo 4 – Tipos de Ayuno Intermitente

Ahora que hemos explorado un poco de la historia del ayuno intermitente, sus ventajas y precauciones, exploremos un poco más algunas de las diferentes categorías de ayuno.

15.1. El Ayuno de las Doce Horas

La primera categoría que exploraremos es el Ayuno de las Doce Horas. Como su nombre lo indica, implica ayunar durante 12 horas consecutivas en un día. Sé que suena difícil, pero honestamente, no lo es. Entonces, ¿está listo para ayunar durante doce horas completas?

Antes de que comience a entrar en pánico, deténgase a pensarlo realmente. Un individuo promedio duerme entre 7 y 9 horas diarias, lo que significa que solo habría 3 o 5 horas adicionales que necesitaría para ayunar. ¡Está bien! Las horas que está durmiendo cuentan para su ayuno. Por lo tanto, pensando en un día típico, esto puede ser similar a la rutina que tiene actualmente.

Un día típico en un plan de ayuno de doce horas implicaría despertar alrededor de las 7 a.m. para disfrutar de una comida completa para el desayuno, y luego cenar a las 7 p.m. como la comida final del día. Entre este momento, lo mejor que puedes hacer es intentar mantenerte ocupado. Cuando tu mente está ocupada, tu cuerpo tiende a olvidarse de la comida. Entonces, si trabajas las horas típicas de 9 a 5, esta sería la oportunidad perfecta para sumergirte en el trabajo. Otra forma de acelerar las horas es intentar dormir un poco.

¿Cómo puedes estar seguro de que funciona?

Este plan de ayuno de doce horas se probó inicialmente en un estudio con cuatro grupos de ratones. El estudio fue para evaluar cómo se vio afectada la pérdida de peso al usar esta variación de ayuno intermitente versus comer normalmente. Los cuatro grupos diferentes de ratones fueron alimentados con la misma cantidad de calorías cada día, lo que les permitió comer en diferentes intervalos. Los dos grupos que se destacaron en términos de resultados fueron el que fue probado en el ayuno intermitente de 12 horas y el grupo que comió cuando quisieron.

El grupo que comió durante un período de 12 horas y ayunó durante los 12 restantes experimentó la tasa de pérdida de peso más exitosa, ya que cuanto más rígidos eran con esta estructura, más perdían. Por otro lado, el grupo que se le permitió comer al azar horas del día en realidad ganó peso a pesar de que ambos grupos consumieron el mismo número de calorías. A partir de estos resultados, los investigadores pudieron concluir con seguridad que la pérdida de peso era más eficiente cuando se seguía un plan rígido de ayuno intermitente.

¿Para quién se recomienda este plan?

Casi cualquier persona puede tener éxito en el plan de ayuno de doce horas; sin embargo, generalmente se le recomienda a las personas que son nuevas en el mundo del ayuno intermitente. Esto se debe en gran parte al hecho de que es extremadamente similar a las horas de una dieta promedio fuera de ayuno, lo que facilita el ajuste. La idea es mantener la cantidad recomendada de calorías relacionadas con una dieta saludable para su rango de IMC en el intervalo de tiempo específico, luego ayunar durante las horas restantes para permitir que su cuerpo convierta la energía de las células de grasa. Tan pronto como se acostumbre a la idea de la ciencia detrás del ayuno intermitente, puede comenzar a explorar otras categorías de ayuno.

16.2. La Ventana de las Ocho Horas (Protocolo 16/8)

Si ha estado utilizando el ayuno de doce horas y desea llevar su resultado de ayuno a otro nivel, entonces el plan de ventana de ocho horas, también conocido como el protocolo 16/8, puede ser la categoría para usted. Ahora, es importante que comprenda que este plan será aún más rígido y posiblemente más difícil de mantener que el plan de doce horas. Sin embargo, si es capaz de impulsar y seguir el plan, su recompensa será inolvidable.

Como su nombre lo indica, este plan implica ingerir la dosis calórica diaria recomendada en un intervalo de ocho horas y luego ayunar durante las dieciséis horas restantes del día. Un buen ejemplo de esto sería una persona que come su primera comida al mediodía y luego su comida final ese día a las 8PM. Este ciclo se repetiría cada día que permanezca en este plan intermitente de ayuno. Este plan es un poco más complicado de mantener, pero es tan efectivo como las doce horas iniciales, e incluso se ha demostrado científicamente que ayuda en la prevención de la obesidad, la diabetes y la enfermedad hepática.

Seleccionando las mejores horas para comer

Tendrá que encontrar la mejor ventana para comer según su estilo de vida actual. Sin embargo, estas son algunas de las ventanas populares del plan de ventanas de ocho horas que puede usar como base para crear las suyas propias:

➢ Haga su primera comida a las 7 AM, no consuma más comida, y comience su ayuno a las 3 p.m.

➢ Haga su primera comida a las 11:00, no consuma más comida, y comience su ayuno a las 7 p.m.

➢ Haga su primera comida a las 2 p.m., no consuma más comida, y comience su ayuno a las 10 p.m.

➢ Haga su primera comida a las 6 p.m., no consuma más comida, y comience su ayuno a las 2 AM.

Solo usted puede seleccionar el mejor plan que le acomode. Siempre es mejor seleccionar las horas que ya se relacionan con su horario actual, ya que esto le facilitará seguir con su selección a largo plazo. Recuerde la estructura y la organización hace respirar éxito.

17.3. El Plan 5:2

La siguiente categoría que exploraremos es un poco diferente de las que hemos pasado. Este plan se enfoca en la variación de los "días de ayuno" en lugar de "horas de ayuno". Esencialmente, el plan le permite comer normalmente durante 5 días de la semana y minimizar su ingesta de calorías a solo el 25% de sus necesidades de calorías para los 2 restantes días de la semana.

Comer normalmente, sin embargo, eso no significa tener 5 días llenos de pollo frito, hamburguesas y pizzas, ya que lo que usted coma en esos 5 días hará o romperá el número que vea en la báscula cada semana. Más bien trate de mantener una dieta sana y equilibrada en todo momento.

¿Cómo comer en los dos "días de ayuno"?

A diferencia de los otros planes de ayuno, este plan no abarca el tiempo real en el que se ve obligado a restringir de los alimentos. Aunque los días se llaman "días de ayuno", puede comer. Sin embargo, lo que consume sería diferente a los otros días, ya que su asignación de calorías es significativamente menor.

Hay dos patrones populares de comidas que se usan para los "días de ayuno". Estos son:

➢ Consumir 3 comidas pequeñas por día: un desayuno pequeño, un almuerzo o merienda pequeño, y una cena pequeña o
➢ Saltarse una comida y solo comer 2 comidas ligeramente más grandes durante el día.

Es importante que su asignación de calorías la use sabiamente, especialmente en esos días, puesto que la asignación es generalmente tan baja como 600 calorías por día de ayuno para los hombres, y 500 calorías por día de ayuno para las mujeres. Concéntrese en los alimentos bajos en calorías que son altos en proteínas, altos en fibra y extremadamente nutritivos.

La siguiente es una lista de alimentos que se pueden considerar para sus días de ayuno:

✓ Grandes porciones de vegetales
✓ Bayas y yogur orgánico
✓ Huevos
✓ Pescado (preferiblemente a la parrilla)
✓ Carne magra (preferiblemente a la parrilla)
✓ Arroz de coliflor
✓ Sopas de verduras

✓ Ramén bajo en calorías
✓ Café (preferiblemente negro)
✓ Té (sin endulzar o con edulcorante natural bajo en calorías)
✓ Agua

Tenga en cuenta; estas son solo sugerencias con las que quizás te sientas que puedas crear tus propias selecciones bajas en calorías. Por lo tanto, mézclelas y combínelas para encontrar el mejor plan de comidas para usted en esos 2 días. Mientras se adhiera a la restricción de calorías y tome sus decisiones teniendo en cuenta el valor nutricional, estará bien.

18. La Dieta del Guerrero para la Dieta 5: 2

La dieta de Guerrero es una combinación de ejercicio y ayuno. Deberá seguir sus instintos a la hora de elegir la dieta adecuada. Evite ser tentado por alimentos procesados o comida chatarra. No se vuelva demasiado rígido con los tipos de macronutrientes y calorías que deben consumirse durante la ventana de consumo. En cambio, como su nombre lo indica, ¡coma como un guerrero!

Nuestros guerreros prehistóricos tenían poca comida durante el día y tenían su comida por la noche, es decir, poca comida en el día y más comida por la noche.
La dieta de Guerrero tiene que ver más con el ejercicio vigoroso (incluso durante los días de ayuno) y con la ingesta controlada de alimentos. Tendrá que hacer ejercicio cuando su estómago esté completamente vacío (preferiblemente tan pronto como se despierte). Tendrá solo una comida en un día. Si puede adaptarse a este tipo de ayuno intermitente, podrá quemar más grasa (en

energía) y obtendrá un físico magro sin la necesidad de contar sus calorías.

Su rutina de ejercicios debe ser un entrenamiento de fuerza corporal total – sentadillas, flexiones, abdominales, saltos altos, saltos de tijera y presiones… También puede incluir ejercicios de cardio de alta intensidad, como saltos de rana o carreras cortas, entre estas sesiones. Estas sesiones pueden durar entre 20 y 45 minutos.

Asegúrese de tener una comida sana, orgánica y saludable durante la ventana para comer. Agregue más verduras, especias, verduras y fruta a su plato. Beba suficiente agua después de su comida.

4. Ayuno En Días Alternos

Al igual que el plan 5: 2, el ayuno en días alternos implica una variación de "días de ayuno" y "días de alimentación". Como sugieren los nombres, este plan le permite comer 'normalmente' en un día, reduciendo su ingesta calórica a solo 25 % de sus necesidades de calorías al día siguiente, luego se repite para crear un ciclo de alimentación.

Como es de esperar, debe mantener sus comidas nutritivas y bajas calorías en sus "días de ayuno", obteniendo sus calorías principalmente de grasas saludables, proteínas magras y verduras. Evite los alimentos con alto contenido de almidón y cualquier producto con azúcares refinados. Comer así le asegurará alcanzar el nivel máximo de pérdida de peso.

Beneficios del Plan de Ayuno de Días Alternos

Se ha comprobado que el plan de ayuno de días alternos brinda una amplia gama de beneficios que incluyen:

- ➤ Aumentar la tasa de pérdida de peso que a su vez combate la Obesidad
- ➤ Reducir el riesgo de diabetes tipo 2
- ➤ Promover la salud cardiovascular
- ➤ Ayudar en la regulación de los niveles de presión arterial

La lista de beneficios podría continuar, ya que no hay límite para lo que puede lograr cuando se abrochas el cinturón y se apega a este plan.

Lo mismo puede decirse de cualquiera de los planes intermitentes de ayuno cubiertos en este capítulo. Por lo tanto, independientemente del plan, usted opte por seguir esa estructura y la organización siempre será la clave de su éxito. Ahora es el momento de explorar algunos consejos y trucos que le ayudarán a mantenerse motivado a lo largo de este viaje.

Capítulo 5 - Consejos, Trucos & Motivación

¿Te estás volviendo loco? ¡Para! ¡No te hagas eso! Deja de preguntarte si puedes ayunar 9 horas en lugar de 12 o si piensas que simplemente comerte a hurtadillas una manzana durante el ayuno está bien. Después de todo, es una manzana, ¿verdad? ¿Qué son unas pocas horas, verdad? ¡Incorrecto! Realmente no se trata de las horas o incluso de una manzana; es lo que representa. Nuestros cuerpos son máquinas complejas que aprenden a adaptarse con la repetición. Por lo tanto, no es tan inofensivo o simple como crees que puede ser. Sin embargo, ¡tampoco es nada para maldecirse! El primer paso para tener éxito en este viaje es aprender a relajarse.

Este plan de dieta no es de ninguna manera negro y blanco. Está bien desayunar un día y luego decidir no desayunar el siguiente. Todo depende de lo que finalmente estás tratando de lograr. Si lo que está buscando es un rendimiento atlético óptimo, asegúrese de tener un horario y una dieta más rígidos, pero, en caso de que no, ¡relájese! ¡Deje de estresarse por las minucias! Simplemente regrese al caballo y siga cabalgando hacia un lugar más saludable. La perfección nunca debe confundirse con el enemigo de "hacerlo bien", tendrá días perfectos ahora, y otra vez, pero lo mejor será siempre lo suficientemente bueno, incluso si no tiene ganas. En esos días en que honestamente se encuentra luchando por continuar el viaje, intente utilizar uno o más de estos consejos Try trucos populares para motivarle a ayunar.

1. Comience a Caminar

Créalo o no, incluso caminatas de baja intensidad pueden ser útiles en esas frustrantes mañanas de ayuno. Esas caminatas pueden ayudarlo a relajarse, para que pueda prepararse para el día siguiente. Lo mejor de todo es que ayuda igualmente a aumentar la velocidad a la que su cuerpo quema la grasa. Lo ideal es que salga a caminar a primera hora de la mañana, pero si no puede, otra hora del día también funcionará.

2. No se Presione Demasiado en los Días de Ayuno

Si decide ejercitarse en los días que ayuna, será vital que escuche lo que su cuerpo le está diciendo. Hacer ejercicio puede ser difícil mientras ayuna pues con frecuencia pudiera sentir un ligero mareo y una falta de resistencia para lograr el rendimiento. Si descubre que comienza a experimentar eso, asegúrese de que está completamente hidratado y de que mientras está en las "ventanas de alimentación" está alcanzando la cantidad correcta de calorías que debería tener para su índice de masa corporal específico. Si es así, evalúe qué es lo que está comiendo para alcanzar esa marca calórica. Debe asegurarse de que la mayoría de sus calorías provengan de grasas saludables y proteínas.

3. Prepárese para una Posible Crítica del Desayuno

Es posible que haya algunos enfrentamientos con los "pesimistas" o incluso con miembros de la familia que ocupados en sus desayunos y creen que deberían convencerlo de que haga lo mismo habitualmente. Todo esto se debe a que todos nos criamos. Muchos de nosotros hemos crecido escuchando que "El desayuno es la comida más importante del día". Debido a esto, hay muchas personas que simplemente no entenderán por qué han decidido omitir el desayuno y comenzar a comer a la hora del almuerzo, por ejemplo, pero cuando esto sucede, manténgase firme y recuerde la ciencia detrás de esa misma declaración.

La palabra "desayuno" es el término utilizado para identificar la primera comida del día, la comida que "rompe el ayuno". Aunque a lo largo de los años se ha convertido en la norma para ser la comida de la mañana, no tiene que comerse en particular en la mañana. Así que recuerde eso la próxima vez que se encuentre considerando las palabras de sus 'pesimistas'.

4. Mantenga su Mente Ocupada

Intente mantenerse ocupado Si todavía no lo ha descubierto, pronto descubrirá que tan pronto como su cerebro se ralentice sin nada en qué pensar, comenzará a ocupar su mente con pensamientos de hambre. En su lugar, intente asegurarse de que sus ventanas de ayuno estén planificadas estratégicamente en función de sus períodos de mayor actividad, y si no puede programarlo en función de su tiempo de sueño general.

5. Pruebe Bebidas con Calorías Cero

Está bien; se le permite beber más que agua durante sus ventanas de ayuno. Las bebidas con cero calorías también son aceptables. Sin embargo, la única forma de estar 100% seguro de que es una bebida sin calorías es hacerla desde cero en su propia cocina. En general, son fáciles de preparar y pueden incluir:
- ✓ Tés de hierbas
- ✓ Infusiones de hierbas
- ✓ Té helado (sin azúcar)

✓ Y por supuesto, agua.

6. Ajuste su Dieta para que se Adapte a Usted

Es importante que entienda que todo el mundo es diferente. Sus objetivos específicos pueden ser diferentes incluso a los de su cónyuge, y como tal tendrá que escuchar a su cuerpo y ajustar su dieta, y a las necesidades calóricas en consecuencia. No se rinda si encuentra que necesita comenzar con porciones más grandes que otra persona. Nunca se prive, en cambio haga pequeños cambios gradualmente hasta que pueda llegar cómodamente a donde necesita estar.

7. Recuerde que es Humano

Si bien la estricta adhesión a su cronograma de alimentación y ayuno es una necesidad para el éxito, no debe castigarse si, por cualquier motivo, se sale del programa. Hacerse sentir mal al insistir en su transgresión no será útil en absoluto. Si falla y termina comiéndose ese refrigerio de medianoche, anímese, coja nuevas fuerzas y siga. Conseguirá mucho menos si se rinde en el primer desafío que falle durante el ayuno intermitente.

Una vez dicho esto, sin embargo, es útil tener en cuenta que no tiene que adherirse a su esquema AI hasta el último minuto o segundo. No tiene que mirar con nostalgia su plato mientras espera que termine el tiempo exacto de su período de ayuno si solo es cuestión de unos 10 minutos, más o menos.

8. Mantenga una mentalidad realista

Por mucho que nos gustaría creer que usted será el próximo gran milagro del ayuno intermitente, es mejor mantener sus expectativas lo más realistas posible. Claro, el ayuno intermitente, si se realiza correctamente, tiene el potencial de ayudarlo en su viaje de pérdida de peso, aumentar la sensibilidad de su cuerpo a la insulina y regular la tasa en que su cuerpo segrega hormonas de crecimiento, los que son todos beneficios maravillosos. Sin embargo, es importante que también tenga en cuenta que el ayuno intermitente es solo un aspecto de las muchas cosas que necesitará ajustar en su vida para lograr el éxito en la salud general de su cuerpo. También necesitará ajustar su nivel general de actividad, cantidad de sueño, niveles de estrés y todo eso llevará tiempo.

9. Inicie un grupo de apoyo con otros seguidores del ayuno intermitentes

No tiene que realizar ayuno intermitente por su cuenta. Es una buena idea buscar ayuda de otras personas que practican AI, y esto es muy fácil de hacer. Hay tantos sitios web y foros que se ocupan de este estilo de vida único, y los profesionales de todo el mundo tienden a ser un gran apoyo para aquellos que son nuevos en el programa. Incluso puede devolverle algo a la comunidad IF al compartir sus propias técnicas o al convertir su diario IF en un blog para mostrarles a los demás que es una excelente opción de acondicionamiento físico.

10. Espere tener Sensaciones de Hambre & Forme un Plan para hacerle Frente

El mayor desafío que enfrentan las personas que prueban el ayuno intermitente es el bloqueo mental que enfrentan cuando contemplan sus hábitos de alimentación prospectiva. Miran el período de ayuno de 16 horas y piensan que es una locura estar completamente sin comida durante tanto tiempo.

La primera clave para el éxito del ayuno intermitente es, por lo tanto, vencer esa mentalidad inútil. Ha leído este libro, y probablemente ha buscado numerosos testimonios de ayunantes confirmados, así que sabe que no morirá de hambre con la dieta de AI. También sabe que en realidad no necesita comer continuamente durante el día. Ese obstáculo puede ser ciertamente el más difícil de superar, pero sígase diciéndose a sí mismo que puede hacerlo, y su cuerpo lo seguirá.

11. Crea un Diario de los Alimentos

Una de las cosas que lo ayudará a mantenerse en el buen camino con el ayuno intermitente es escribir su progreso en un diario. Para su prueba inicial de 7 días de ayuno intermitente, tome nota de su peso y del porcentaje de grasa corporal. Se sentirá increíblemente satisfecho cuando veas los resultados de una manera muy real, ya que esos números disminuyen con cada libra de grasa que el AI te ayudará a quemar.

También puede usar el diario para planificar las comidas para que no tenga que comprar los materiales apresuradamente para una comida adecuada cada vez que su ventana de alimentación se acerque. Y no lo mantenga clínico: escriba sobre cómo le ayuda el ayuno intermitente, cómo lidia con él o cuánto está muriendo por una bolsa de papas fritas si cree que eso lo ayudará.

Capítulo 6 –Desarrollar el Músculo con Ayuno Intermitente

Aquellos que quieran desarrollar músculo, pueden considerar la Dieta del Guerrero o la Dieta 5: 2. Sin embargo, debe ver los resultados que desea y los cambios que está dispuesto a hacer en su rutina diaria. En ambos métodos es fácil de preparar un plan en torno a esos métodos, dado que siguen una estructura simple.

19. Usando la Dieta 5: 2 para Ganar Músculo

Con la dieta del Guerrero, solo comerá frutas y verduras crudas durante 20 horas al día. Durante las otras cuatro horas, comerá una comida grande –que normalmente se hace por la noche. Esta técnica podría convertirse fácilmente en un plan de dieta de construcción muscular. Solo asegúrese de prestar atención a su ingesta calórica. Al final del día, una caloría es una caloría, así que no reduzca las calorías con esta dieta. Debería poder obtener la mayor parte de sus carbohidratos de las verduras y frutas crudas que coma durante el día y luego llenarse con proteínas por las noches – durante las cuatro horas que dure la ventana para comer.

Entrene en la mañana o temprano en la tarde, mientras todavía tiene su energía matutina. Beber una taza de café o té debería ayudarlo a comenzar. Por la noche, la proteína que ingerirá ayudará a su cuerpo a recuperarse del día y los beneficios adicionales del ayuno intermitente estimularán la reparación del tejido muscular, lo que debería ayudarlo a alcanzar sus metas de construir más músculo magro.

La dieta 5: 2 es otra opción a considerar. Al igual que con la dieta del Guerrero, es fácil construir una rutina de ejercicios y un plan de alimentación en torno a esta técnica. Comerá normalmente durante los cinco días de la semana. Durante dos días consecutivos, limitará tu entonces las calorías. La mayoría de las personas eligen limitar sus calorías a 1/5 de su ingesta calórica diaria estándar. Por ejemplo, si normalmente consume 2.500 calorías en un día, deberán limitar sus calorías a 500 durante esos dos días de ayuno.

Si desea desarrollar músculo, mientras usa la dieta 5: 2, debe planificar su rutina de ejercicios en torno a su ayuno. Tómese un descanso en sus dos días de ayuno y use ese tiempo para recuperarse y descansar. El resto de la semana, reanude la alimentación y el ejercicio regular.

20.   Consejos & Trucos para Ganar Músculo con el Ayuno Intermitente

Después de decidir qué método quiere usar para ayudarse a ganar músculo, debería comenzar a pensar cómo puede incorporar el ayuno intermitente a su rutina habitual. Si su objetivo final es construir más músculo, tenga en cuenta los siguientes consejos:

- Preste atención a la cantidad de comida que come

- Use un entrenamiento de intervalo para aumentar la fuerza y la resistencia

- Pésese semanalmente

- Dese cuenta de que construir músculo requiere tiempo

Vigilando los alimentos que come

Preste atención a la cantidad de comida que come. Necesita proteínas, así como carbohidratos, para la recuperación y el crecimiento muscular. Con algunos métodos de ayuno, es fácil comenzar a reducir lo que come. Debe continuar comiendo regularmente durante sus días de ayuno, asegurándose de que continúa comiendo el suficiente alimento para ayudar al crecimiento y al desarrollo muscular. No deje que el ayuno le haga comenzar a comer menos, excepto durante sus períodos de ayuno.

Sea Realista & Comprenda que Construir Músculo Tomará Tiempo

Finalmente, debe darse cuenta de que puede llevar un tiempo construir músculo. No va a obtener resultados con el tiempo. También puede ser difícil notar las diferencias y seguir los resultados – a menos que se medida regularmente. Si siente que no está obteniendo resultados lo suficientemente rápido, evalúe su rutina. Reconsidere el método de ayuno que está usando, la comida que está comiendo y los ejercicios que está realizando. Con una mirada fresca, puede encontrar una forma de mejorar sus resultados.

Establecer Un Pesaje Semanal – En Intervalos

Si su objetivo principal es desarrollar músculo, aún debe continuar pesándose. Dependiendo de su grasa corporal total, puede aumentar de peso, mantener su peso actual o incluso perder peso a medida que desarrolla músculos y quema grasas. El hecho de pesarse de manera regular puede ayudarlo a asegurarse de perder peso. Si nota un descenso continuo de peso, es posible que esté reduciendo demasiadas calorías de su dieta. Si esto ocurre, deje de ayunar hasta que pueda mantener un peso saludable.

Aumente su Fuerza y Resistencia con el Entrenamiento por Intervalos

El ejercicio cardiovascular debe evitarse durante los días que está ayunando. La demanda adicional que ejerce el cardio en su cuerpo puede desgastarlo más rápidamente. El entrenamiento por intervalos, con ráfagas cortas de ejercicio de alta intensidad, debería ayudarlo a aumentar su resistencia.

Capítulo 7 –Preguntas Comunes para el Ayuno Intermitente

Siempre debe hacer la mayor cantidad de investigación posible antes de probar una nueva dieta, comenzar una nueva rutina de ejercicios o seguir cualquier otro consejo de salud. Esto debería aplicarse también al ayuno intermitente. Aún debe tener algunas preguntas sobre el ayuno y si es el enfoque correcto para su situación.

Antes de incluir el ayuno intermitente como parte de su rutina diaria, asegúrese de comprender en qué se está metiendo. Estas son algunas de las preguntas más frecuentes sobre el ayuno intermitente, junto con honestas respuestas y recomendaciones.

21.¿Debo hacer ejercicio mientras hago ayuno intermitente?

Definitivamente debería intentar hacer algo de ejercicio mientras ayuna. Eso aumentará los beneficios que recibe de ese proceso. Si planea hacer ejercicio, asegúrese de mantenerse hidratado durante los entrenamientos. Para el ayuno a largo plazo, es posible que desee evitar los entrenamientos extenuantes durante los períodos de ayuno y seguir con ejercicios ligeros de cardio.

Con suerte, ha encontrado las respuestas a algunas de las preguntas que quizás haya tenido sobre el ayuno intermitente. Recuerde, este proceso no es tan difícil. Simplemente es evitar las comidas o restringiendo sus calorías por períodos cortos de tiempo. Si tiene más preguntas sobre el ayuno, es posible que desee discutir sus planes con su médico.

22. ¿Puedo hacer ayuno intermitente si estoy embarazada?

En general, el ayuno no se recomienda para mujeres embarazadas. Si está embarazada y le preocupa su peso o su salud, debe analizar estos problemas con su médico. Su médico puede trabajar con usted para llegar a un enfoque adecuado para abordar sus necesidades de pérdida de peso.

23. ¿El ayuno intermitente es solo una moda de dieta?

Al igual que con cualquier otro enfoque de la dieta, debe seguir adelante con sus planes para obtener resultados positivos. Como se mencionó anteriormente, el ayuno intermitente se muestra para ayudar a las personas a mejorar su capacidad para quemar grasas. Realmente puede funcionar, pero es posible que deba realizar un esfuerzo adicional. El hecho de que omita una comida o dos por semana no significa que pueda reemplazar esas comidas con alimentos que engorden durante los días que come. Cuando empiece a ayunar, debe seguir comiendo como lo haría normalmente, excepto durante los períodos en los que ayuna.

24. ¿El ayuno intermitente afectará mi diabetes?

La mayoría de los médicos aconsejan no hacerlo, pero hay ciertos casos en que las personas han podido controlar mejor su diabetes después de usar un ayuno intermitente durante un período corto. Definitivamente debe discutir sus planes de dieta con su médico antes de realizar cambios importantes en su estilo de vida, si padece diabetes tipo 1.

Junto con las mujeres embarazadas y las personas con diabetes, hay algunos otros grupos de personas que no deben intentar el ayuno intermitente a menos que su médico esté de acuerdo en que es una buena opción. Los niños no deben ayunar, ya que sus cuerpos en crecimiento tienen diferentes requerimientos nutricionales. Además, cualquier persona con bajo peso o que ha sufrido un trastorno alimentario debe evitar el ayuno. Finalmente, si toma algún tipo de medicamento, debe consultar a su médico antes de ayunar.

25. ¿Puede el ayuno intermitente hacer que caigan los niveles de azúcar en la sangre?

La mayoría de las personas notará una reducción en los niveles de azúcar en la sangre. Y si esto será suficiente como para afectar sus niveles de energía dependerá de una serie de factores. Algunas personas pueden necesitar adaptarse al hecho de que su cuerpo está usando más grasa como combustible, lo que puede resultar en energía limitada. Para contrarrestar esto, asegúrese de mantenerse hidratado mientras ayuna.

26. ¿Cómo afecta el ayuno intermitente su metabolismo?

La idea de que el ayuno es malo para su metabolismo es uno de los conceptos erróneos más extendidos sobre esta práctica. Existe la creencia de que comer de cinco a seis comidas pequeñas durante el día puede mejorar su metabolismo. Hay algo de verdad en el hecho de que comer regularmente puede ayudarlo a mantener su metabolismo, pero saltarse las comidas no debilitará su metabolismo.

En realidad, el ayuno intermitente puede tener un impacto positivo en su metabolismo y ayudar a promover la pérdida de peso. Con niveles más bajos de insulina y un aumento en las hormonas de crecimiento, su cuerpo debería aumentar la descomposición de la grasa corporal, lo que conllevaría a un aumento en su tasa metabólica.

27. ¿Qué tan difícil de seguir son estas técnicas de ayuno intermitente?

Algunas técnicas de ayuno pueden ser más difíciles que otras. Por ejemplo, si tiende a picar durante el día, entonces puede encontrar que el ayuno a largo plazo es un poco desafiante. Tener que evitar los alimentos durante 24 horas puede ser demasiado largo para algunos. Si le preocupa tener que pasar por un período prolongado de ausencia de alimentos o de calorías restringidas, considere usar uno de los métodos de ayuno a corto plazo.

28. ¿Hay alguna manera en que debo comer cuando no estoy ayunando?

Depende de usted lo que coma cuando no está ayunando, pero debería tratar de tomar decisiones saludables. Si usa el ayuno para bajar de peso, entonces debe comenzar a reducir los dulces y los refrigerios varias semanas antes de comenzar a ayunar. Esto hará que la transición sea más fácil para usted.

Cuando comience a ayunar, continúe comiendo normalmente durante sus períodos de ayuno. No intente reducir drásticamente lo que coma o realizar cambios importantes en la dieta. Está bien hacer pequeños cambios para mejorar la salud en general, pero hacer ajustes importantes a su dieta puede hacer que su motivación para continuar ayunando.

29.   ¿Hay ciertas bebidas aprobadas en el ayuno intermitente?

No existen reglas o pautas específicas para lo que se debe beber mientras está en ayunas, pero debe asegurarse de mantenerse hidratado. Es definitivamente recomendado que usted beba mucha agua durante todo el día, incluso en los días en que no ayuna. Beber té o café podría ayudar con su proceso digestivo, lo que puede mejorar los resultados que obtiene de sus esfuerzos de ayuno.

También es posible que desee evitar las bebidas azucaradas y reducir las bebidas alcohólicas. Cualquier cosa que pueda aumentar la deshidratación o llenar su cuerpo con calorías innecesarias puede limitar los beneficios de sus esfuerzos de ayuno.

30.   Algunas personas solo consumen 500 calorías mientras ayunan. ¿Tengo que hacer lo mismo?

Independientemente de la técnica de ayuno intermitente que elija, tiene la opción de evitar completamente los alimentos durante la ventana de ayuno o de limitar el consumo de alimentos a 500 calorías. Al elegir el incluir 500 calorías durante sus días de ayuno, puede que le sea más fácil seguir sus planes de ayuno. Esto generalmente se usa para el ayuno a largo plazo, cuando se evita comer durante 24 horas. Si las 24 horas parecen ser demasiado largas, incluir 500 calorías podría ayudarlo a mantenerse con energía y a proporcionarle la nutrición suficiente para ese día.

Cuando incluya 500 calorías durante sus días de ayuno, puede dividir las calorías en varios bocadillos pequeños durante el día o en una sola comida en la mañana. Solo recuerde evitar consumir más de su límite de 500 calorías.

Capítulo 8 –Ejemplo de Plan de Comidas para los Días de Alimentación

¡Un trabajo increíble para pasar toda esa información! Sé que fue un bocado, pero es vital que te equipes con una comprensión clara de la procedencia del ayuno intermitente, la ciencia detrás de él y las dificultades asociadas con el plan de dieta antes de sumergirte directamente en ellos. Entonces, ahora que está listo para comenzar, exploraremos algunas recetas en el formato de un **plan de comidas** de **muestra de 7 días** que puede disfrutar durante sus **días de alimentación** normales o mientras come normalmente en el **plan de ventana de 12 horas** o **Protocolo 16/8.**

1. *DÍA 1 - Desayuno: Panqueques de Harina de Almendras*

Rendimiento: 3 raciones
Tiempo total: 20 minutos
Tiempo de preparación: 10 minutos
Tiempo de cocción: 10 minutos

Ingredientes:
Harina de almendras (1¾ tazas)
Polvo para hornear (1 cucharadita)
Harina de tapioca (2 cucharadas)
Sal (1/4 cucharaditas)
Huevos (2, ligeramente batidos)
Extracto de vainilla (1 cucharadita)
Leche de almendras (3/4 taza)

Instrucciones
Agregue todos sus ingredientes húmedos a un tazón mediano y bata para combinar. Agregue los ingredientes secos y mezcle suavemente hasta que estén completamente combinados y suaves. Coloque una sartén a fuego medio y cubra ligeramente con aceite de coco. Cocine sus panqueques (1/4 taza de masa por panqueque) durante aproximadamente 4 minutos por cada lado. Sirva, y disfrute de su jarabe panqueque favorito en el lateral.

Información Nutricional por Raciones:
Calorías: 123.3; Grasa total: 10.4 g; Carbohidratos: 3.6 g; Proteína: 5,5 g;

2. DÍA 1 - Almuerzo: Pescado Salteado con Salsa de Cebolleta

Rendimiento: 4 raciones
Tiempo total: 30 minutos
Tiempo de preparación: 10 minutos
Tiempo de cocción: 20 minutos

Ingredientes
Pescado (4, cortado en mitades)
Pimienta negra (1/4 cucharadita)
Aceite de oliva (1 cucharada)
Vino blanco (1/2 taza, seco)
Cebollitas (1 cucharada, cortadas)
Sal (1/4 cucharadita)
Harina de trigo integral (3 cucharadas)
Chalotes (1/2 taza, picados)
Stock de peces (1 taza)

Instrucciones
Use la pimienta y la sal para sazonar los peces. Ponga la harina en un plato y úsela para cubrir completamente el pescado. Caliente el aceite en una sartén y cocine durante 5 minutos por un lado hasta que esté dorado. Voltee el pescado y cocine durante 5 minutos en el otro lado; retírelo del fuego y déjelo a un lado. Prepare la salsa calentando una sartén y cocinando chalotes durante 2 minutos, luego agregue el vino y cocine durante 1 minuto hasta que el vino se reduzca a la mitad. Use una cuchara para raspar la sartén. Agregue el caldo a la sartén y cocine durante 4 minutos, revuelva y cocine hasta que el líquido se

reduzca a la mitad. Agregue cebollino y luego agregue pescado. Caliente bien y sirva.

Información Nutricional por Raciones:

Calorías: 257; Grasa total: 9 g; Carbohidratos: 26 g; Proteína: 26 g;

3. *Día 1 - Cena: Frijoles a la Barbacoa Ahumados*

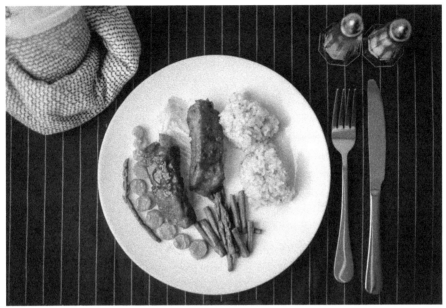

Rendimiento: 3 - 4 raciones

Tiempo total: 1 hora 20 minutos

Tiempo de preparación: 10 minutos

Tiempo de cocción: 1 hora 10 minutos

Ingredientes:

Tocino (corte central, 5 rebanadas, picadas)

Cebolla amarilla (1, picada)

Dientes de ajo (5, picados)

Jalapeño (1, picado)

Pinto (1 libra)

Agua (6 tazas)

Salsa BBQ (1 taza)

Mostaza picante marrón (2 cucharadas)

Adobe Sauce (2 cucharadas, de Chipotles enlatados)

Salsa de Tabasco (2 cucharadas, ahumado)

Melaza (2 cucharadas)

Guinness (aplastados, opcional)

Sal (2 cucharadita)

Pimienta (1 cucharadita)

Instrucciones

Prepare los frijoles (lavar, ordenar y remojar) de la noche a la mañana. Prepare su horno holandés para precalentar en la parte superior de la estufa. Agregue el tocino al horno calentado y deje dorar hasta que esté crujiente. En este punto, agregue el jalapeño y las cebollas, luego proceda a saltear hasta que las cebollas se ablanden. Continúe salteando mientras agregas el ajo. Continúe por alrededor de un minuto. Vierta los frijoles y el agua cubra y deje cocer a fuego medio o bajo durante aproximadamente una hora o hasta que los granos se ablanden. Agregue un poco de su salsa de barbacoa preferida junto con el azúcar moreno, salsa de adobo, tabasco, sal de mostaza y pimienta mientras revuelva bien.

Retire la tapa y deje hervir a fuego lento hasta que la salsa se espese y los frijoles se cocinen completamente (debería durar aproximadamente una hora). Servir y disfrutar.

Información Nutricional por Raciones:

Calorías: 210; Grasa total: 1.5 g; Carbohidratos: 41 g; Proteína: 8 g;

4. *Día 2 - Desayuno: Wafles de Harina de Coco*

Rendimiento: 1 ración
Tiempo total: 15 minutos
Tiempo de preparación: 10 minutos
Tiempo de cocción: 5 minutos

Ingredientes:
Harina de coco (1 taza)
Sal (1/4 cucharadas)
Bicarbonato de sodio (1/4 cucharadita)
Huevos (4)
Vainilla (1 cucharadita)
Miel (2 cdas.)
Canela (1/4 cucharadita)

Instrucciones
Agregue todos sus ingredientes húmedos a un tazón mediano y bata para combinar. Agregue los ingredientes secos y mezcle suavemente hasta que estén completamente combinados y suaves. Coloque su wafflera para calentarse y cubra ligeramente con aceite de coco. Cocine sus waffles (1/4 taza de masa por waffle) durante aproximadamente 5 minutos. Sirva y disfrute con el sirope de arce.

Información Nutricional por Raciones:
Calorías: 467.1; Grasa total: 39.3 g; Carbohidratos: 13.2 g; Proteína: 15.6 g;

5. Día 2 - Almuerzo: Pastel de Carne y Almendras

Rendimiento: 4 raciones
Tiempo total: 1 hora y 30 minutos
Tiempo de preparación: 30 minutos
Tiempo de cocción: 1 hora

Ingredientes

1 lb de carne picada
¾ taza de harina de almendra
1 huevo (batido)
½ taza de kétchup y pimiento pica (mixto)
½ taza de cebolla y cebollín (picado finamente)
2 cucharadas. Pimiento dulce (picado)
1 ramita de tomillo
1 cucharadita de sal pimienta

Instrucciones

Precaliente el horno a 350 grados F. Engrase un molde de pan o una fuente para horno poco profunda. Combine todos los ingredientes y mezcle bien. Agite en el molde o plato de pan engrasado. Cubra con papel de aluminio. Hornee por 1 hora. Servir caliente.

Información Nutricional Por Raciones:

Calorías: 285 Grasa total: 14.01 g; Carbohidratos: 10.74 g; Proteína: 29.88 g;

6. *Día 2 - Cena: Muslo de Pollo con Mostaza y Miel*

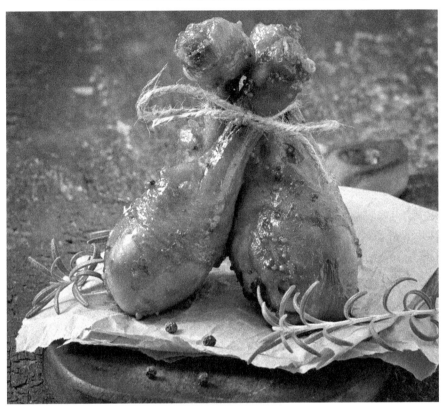

Rendimiento: 6 raciones

Tiempo total: 1 hora y 30 minutos

Tiempo de preparación: 30 minutos

Tiempo de cocción: 1 hora

Ingredientes

3 lbs. Muslos de pollo

4 onzas de harina

1 cucharadita sal

½ cucharadita pimentón

1 cucharadita pimienta blanca

½ cucharadita de condimento de pollo

½ taza de margarina suave

½ taza de miel

½ taza de mostaza

6 cucharaditas jugo de lima

½ cucharadita sal

Instrucciones

Lavar y drenar los muslos. Use un trapo limpio o una toalla de papel para secar el pollo. En una bolsa de papel, combine la sal, la harina de almendras, el pimentón, el condimento de pollo y la pimienta blanca. Ponga el pollo en una bolsa y sacúdalo vigorosamente para cubrirlo adecuadamente. Derrita la margarina en un molde para hornear, enrolle los pedazos de pollo en la margarina derretida hasta que todos los lados estén cubiertos.

Fije las piezas de pollo, con el lado de la piel hacia abajo en la bandeja para hornear, apretándolas una cerca de la otra pero sin abarrotar. Hornee a 400 grados F por 30 minutos. Voltee las piezas de pollo y vierta sobre el glaseado. Hornee por otros 20 minutos o hasta que estén cocidos. Dejar de lado. Mezcle todos los ingredientes y vierta sobre el pollo y sirva.

Información Nutricional por Raciones:
Calorías: 93.3 Grasa total: 2.9 g; Carbohidratos: 3.9 g; Proteína: 12,9 g;

7. *Día 3 – Desayuno: Tortilla de Pollo y Nueces*

Rendimiento: 2 raciones
Tiempo total: 10 minutos
Tiempo de preparación: 4 minutos
Tiempo de cocción: 6 minutos

Ingredientes:
Huevos (4)
Salsa de soja (1 ¼ cucharadita) de salsa de soja
Rúcula (4 cucharadas, hojas solamente)
Pimienta Roja (1, asado, cortado en monedas)
Nueces (1/8 taza, asadas y picadas)
Pollo (1/8 taza, cocido y tirado)

Instrucciones:
Caliente 1 taza de aceite en una olla. Mientras el aceite se está calentando, bata los huevos con salsa de soja y pollo. Sus huevos deben estar llenos de burbujas de aire. Una vez que el aceite esté caliente, vierta la mezcla de huevo en el centro del aceite. Cocine por 30 segundos o hasta que esté burbujeante e hinchado. Voltee la tortilla y cocina durante 30 segundos más. Una vez que el huevo esté dorado, retirar del aceite y colocar en un plato forrado con toallas de papel. Cubra con rúcula, pimientos picados y nueces picadas. Servir y disfrutar.

Información Nutricional por Raciones:
Calorías: 357.2; Grasa total: 3.4 g; Carbohidratos: 42.7 g; Proteína: 41.8 g;

8. Día 3 - Almuerzo: Sopa Cremosa de Coliflor

Rendimiento: 6 raciones
Tiempo total: 30 minutos
Tiempo de preparación: 20 minutos
Tiempo de cocción: 10 minutos

Ingredientes:
14oz. coliflor, cortado en florecillas
5oz. berro
7oz. espinaca, descongelada
tazas de caldo de pollo
¼ taza de ghee
Sal y pimienta - 1 cucharadita de cada uno a gusto
1 cebolla picada
2 dientes de ajo, aplastados

Instrucciones:
Engrase el horno holandés con ghee, coloque a fuego medio alto y
agregue la cebolla y el ajo. Cocine hasta que se dore y revuelva las
flores de coliflor. Cocine por 5 minutos. Agregue la espinaca y el berro
de agua y cocine por 2 minutos o hasta que se marchite, vierta el
caldo de verduras y deje hervir.

Cocine hasta que la coliflor esté tierna y revuelva en la leche de coco.
Sazone con sal y pimienta y retirar del fuego. Deje enfriar y prepare la
sopa en Vitamix hasta que quede cremosa. Cuele y sirva
inmediatamente.

Información Nutricional por Raciones:
Calorías: 105; Grasa total: 8 g; Carbohidratos: 6 g; Proteína: 4 g;

9. *Día 3 - Cena: Cerdo Estofado Dorado*

Rendimiento: 3 - 4 raciones
Tiempo total: 1 hora
Tiempo de preparación: 15 minutos
Tiempo de cocción: 45 minutos

Ingredientes
Tomillo (1 ramita)
Hoja de laurel (1 seco)
Clavos (2, enteros)
Cordel de cocina
Cerdo (2 libras, recortado)
Sal marina y pimienta (1 cucharadita cada uno)
Aceite vegetal (1/2 taza)
Cebolla (1, pequeña, cortada en cubitos)
Zanahoria (1, pequeña, cortada en cubitos)
Apio (1 tallo, cortado en cubitos)
Pasta de tomate (1 cucharada)
Vino blanco (1 taza, seco)
Carne de cerdo (3 tazas)
Perejil (3 cucharadas, picadas)

Instrucciones
Caliente el aceite en su olla holandesa hasta que empiece a humear.
Pon tu carne de cerdo a dorar por todos lados. Retire los trozos de
cerdo del fuego y déjelos a un lado. En la olla, le quitaste la carne de
cerdo, vierte las zanahorias, la cebolla y el apio y luego agregas sal

para sazonar. Saltear durante unos 8 minutos o hasta que esté completamente suave. Mezcle la pasta de tomate con la mezcla de zanahoria en la olla y agregue la carne de cerdo dorada. Vierta el vino blanco y deje que se cocine hasta que el líquido se reduzca a la mitad. Vierta las 2 tazas de caldo junto con el atadillo de hierbas y deje hervir. Cubra la olla, ponga el fuego a fuego lento y cocine a fuego lento hasta que la carne se caiga literalmente del hueso cuando se levante. Asegúrese de que el líquido esté a punto de subir la carne de cerdo, revisándola en intervalos de 15 minutos. Cuando la carne esté cocida, retire el cerdo de la olla y el plato en preparación para servir. Retire y deseche el cordel de cocina y el bouquet garni. Use los jugos de la olla para verter sobre las piezas de cerdo. ¡Servir y disfrutar!

Información Nutricional Por Raciones:
Calorías: 120; Grasa total: 6.81 g; Carbohidratos: 0 g; Proteína: 13,62 g;

10. *Día 4 - Desayuno: Frittata de Puerro y Champiñones*

Rendimiento: 4½ Raciones
Tiempo total: 40 minutos
Tiempo de preparación: 10 minutos
Tiempo de cocción: 30 minutos

Ingredientes
Champiñón (4 tazas, salteado hasta que esté blando)
Huevos (6, grandes)
Ajo (1 diente, picado fino)
Queso fontina (1/4 taza, rallado)
Tomillo (1 cucharada, picada)
Leche desnatada (1 taza, evaporada)
Puerro (1, finamente cortado en cubitos, salteado hasta que se ablande)
Aceite de oliva (1 cucharadita)
Sal (1/4 cucharadita)
Pimienta (1/4 cucharadita)
Spray de cocina (suficiente para cubrir la sartén)

Instrucciones
Precalentar el horno a 375 ° F. En un tazón mediano, combine sus hongos y puerros con la mitad de la sal y la pimienta y el aceite de oliva. Rocíe un plato de pastel (9 pulgadas) y cuchara en su hongo y los puerros se extienden para cubrir toda la parte inferior del plato de pastel. En un tazón mezcle los huevos, el ajo, el tomillo, la leche, el pimiento y la sal, luego vierta la mezcla encima de los champiñones y los puerros en el plato de tarta. Cubra uniformemente con queso

fontina. Permita hornear hasta que estén hinchados y dorados (aproximadamente 30 minutos). Deje que se enfríe un poco, sirva y disfrute.

Información Nutricional por Raciones:

Calorías: 300; Grasa total: 21 g; Carbohidratos: 9 g; Proteína: 18 g;

11. *Día 4 - Almuerzo: Ragu Rústico con Carne de Cerdo*

Rendimiento: 3 - 4 raciones
Tiempo total: 3 horas 40 minutos
Tiempo de preparación: 15 minutos
Tiempo de cocción: 3 horas y 25 minutos

Ingredientes
Cerdo (4 lbs.)
Sal
Pimienta
Aceite de oliva (2 cucharadas)
Cebollas (2, grandes, finamente picadas)
Pasta de tomate (1/4 taza)
Ajo (4 dientes, picados)
Agua de limón (1 taza, seca)
Tomates de ciruela, (2 latas (796 ml), italiano, aplastado)
Anís estrellado (dos)
Hoja de laurel (uno)
Polenta cocida
Queso parmesano (rallado)

Instrucciones
Corte y deseche el exceso de grasa de la parte superior del asado. Elimine el exceso de líquido de él, dándole una palmadita seca, luego proceda a sazonarlo con sal y pimienta. En una posición media caliente el aceite en un horno holandés grande. Ahora, durante 3 a 4 minutos por cada lado, cocine la carne de cerdo, o córtela hasta que se dore por todos lados, antes de transferirla a un plato.

Prepare su horno para precalentarlo a 250 ° F y, como lo hace, agrega tu aderezo de cebollas y pasta de tomate, revolviendo ocasionalmente por 10 minutos o hasta que la cebolla se ponga muy suave. Después de esto, se puede agregar ajo mientras continúa cocinando durante uno o dos minutos. Agregue agua con limón mientras revuelve y esté atento y vuelva a colocar los trozos dorados que quedan en la sartén. Inmediatamente después, agregue los tomates triturados y el jugo de tomate. Ahora, vuelva a poner el asado en la olla y hágalo hervir ahora al poner el fuego a fuego alto.

La hoja de laurel y el anís estrellado se deben envolver en una bolsa de estopilla, sumergir en la salsa y cubrir la olla. Mueva la olla ahora a su horno precalentado para cocinar durante 3 horas. En este momento su carne debe estar tierna, cayendo de su hueso, en ese momento puede descartar la hoja de laurel y el anís estrellado. Servir y disfrutar.

Información Nutricional por Raciones:
Calorías: 310; Grasa total: 5 g; Carbohidratos: 57 g; Proteína: 7 g;

12. Día 4 - Cena: Costillas con Cerveza de Raíz

Rendimiento: 3 - 4 raciones
Tiempo total: 30 horas y 50 minutos
Tiempo de preparación: 20 minutos
Tiempo de cocción: 3 horas y 30 minutos

Ingredientes:
Costillas de cerdo (2 lbs.)
Para el problema: sal (1 cucharadita) de pimienta (1 cucharadita)
Pimentón húngaro picante (1 cucharadita)
Para el estofar:
Cebolla roja grande, picada (1)
Sección de jengibre, pelado, picado (1 ")
Comino, aplastado (1 cucharadita)
Pimentón húngaro picante (1/4 cdta.)
Hojas de laurel (3)
Canela (1/4 cucharadita)
Cerveza de raíz (1 botella, 12 onzas)
Caldo de carne o pollo (1 taza)
Rosemary (2 ramitas)
Tomillo (3 ramitas)

Instrucciones:
Prepare su horno para precalentar a 275F. Además, su horno
holandés grande debe calentarse a fuego alto. Su costilla debe
frotarse con sal, pimienta y su mezcla de pimentón picante. Raspe las
costillas con una llave de cocina hasta que se torne dorado. Ahora
ponga sus costillas en un plato. Su horno holandés debe ser eliminado
de todo el aceite ahora, pero deje 2 cucharadas de sopa donde la

cebolla se debe agregar a fuego medio-alto hasta que esté suave y los bordes se pongan marrones. Regrese las costillas a la olla, incluyendo con ella todos los ingredientes y hierva toda la mezcla. Por un momento, cubra antes de colocar en el horno.

Mientras está en el horno y girando las costillas hasta la mitad, estire durante aproximadamente 2 1/2 - 3 horas antes de sacarlas del horno. Se debe colocar una sartén grande a fuego lento, por lo que ahora colocará las costillas. Para el horno holandés, coloque el quemador a fuego alto y retire las hojas de laurel. Hervir la salsa aquí durante aproximadamente 20 minutos hasta que llegue al grosor deseado. Glaseé sus costillas con un poco de la salsa mientras la agita. Finalmente puede cortar sus costillas muy bien y sofocarlas con salsa. Sirva y disfrute sobre polenta, arroz o papas.

Información Nutricional por Raciones:
Calorías: 490; Grasa total: 21 g; Carbohidratos: 61 g; Proteína: 12 g;

13. *Día 5 - Desayuno: Huevos Rellenos con Carne de Cangrejo*

Rendimiento: 12 raciones
Tiempo total: 15 minutos
Tiempo de preparación: 15 minutos
Tiempo de cocción: 0 minutos

Ingredientes
Huevos (24, grandes, duros, pelados y partidos por la mitad)
Cangrejo (12 oz, fresco, pequeño en cubos)
Mayonesa (1/3 taza)
Crema agria (1/3 taza)
Jugo de limón (2 cucharaditas)
Salsa Tabasco (1 ½ cucharadita)
Polvo de ajo (1/2 cucharadita)
Perejil (1 ½ cucharadas., Picado)
Estragón (1 ½ cucharadas, fresco, picado)
Estragón (24 ramitas)
Sal y pimienta (2 cucharaditas)
Paprika (2 cucharaditas)

Instrucciones
Saque la yema de los huevos en un tazón mediano y mezcle bien con todos los ingredientes, excepto las claras de huevo y el pimentón. Agregue una cucharada de su mezcla de yema en cada mitad de clara de huevo y espolvoree con pimentón. Sirva inmediatamente o refrigere hasta que esté listo para servir.

Información Nutricional por Raciones:

Calorías: 64; Grasa total: 4 g; Carbohidratos: 1 g; Proteína: 5 g;

14. *Día 5 - Almuerzo: Sopa de Champiñones y Coco*

Rendimiento: 3 raciones

Tiempo total: 35 minutos

Tiempo de preparación: 10 minutos

Tiempo de cocción: 25 minutos

Ingredientes

1 taza de champiñones, en rodajas

1 taza de leche de coco

1 cebolla, en rodajas

1 taza de caldo de pollo

4-5 dientes de ajo, picados

½ cucharadita de pimienta negra

¼ cucharadita de sal

1 cucharada de aceite

Instrucciones

Caliente el aceite en una olla, agregue la cebolla y los dientes de ajo, cocínelos durante 1 minuto. Agregue todo el champiñón y fría por 5 minutos. Agregue el caldo de pollo, la leche de coco, la sal, la pimienta y mezcle bien. Deje que se cocine a fuego lento durante 15 minutos.

Transfiera las raciones cuencos. Servir y disfrutar.

Información Nutricional por Raciones:

Calorías: 180; Grasa total: 2 g; Carbohidratos: 7 g; Proteína: 3 g;

15. Día 5 - Cena: Estofado de Ternera

Rendimiento: 3 - 4 raciones
Tiempo total: 2 horas
Tiempo de preparación: 30 minutos
Tiempo de cocción: 1 hora y 30 minutos

Ingredientes:
Cebolla (1, pequeña, cortada en cubitos)
Zanahoria (1, pequeña, cortada en cubitos)
Apio (1 tallo, cortado en cubitos)
Tomillo (1 ramita)
Hoja de laurel (1 seco)
Clavos (2, enteros)
Carne de res (3 tazas)
Filetes (2 libras, cortado, cortado en cubitos)
Sal marina y pimienta (1 cucharadita cada uno)
Aceite vegetal (1/2 taza)
Pasta de tomate (1 cucharada)
Vino blanco (1 taza, seco)
Perejil (3 cucharadas, picadas)
Lemon Zest (1 cucharada)

Instrucciones:
Crea un ramo de flores atando tu estopilla con el tomillo, el romero, el clavo de olor y el laurel dentro, y asegúralo con un cordel. Use un pedazo de toalla de papel para eliminar el exceso de humedad de las piezas de carne en un movimiento de palmaditas. Condimentar con sal y pimienta. Caliente el aceite en su olla holandesa hasta que

empiece a humear. Coloque la carne de res a dorar por todos lados. Retire la carne del fuego y reserve.

En la olla, tomaste las piezas de carne de res, viertas las zanahorias, la cebolla y el apio y luego agregas sal para sazonar. Saltear durante unos 8 minutos o hasta que esté completamente suave. Mezcle la pasta de tomate con la mezcla de zanahoria en la olla y agregue la carne dorada. Vierta el vino blanco y deje que se cocine hasta que el líquido se reduzca a la mitad. Vierta las 2 tazas de caldo de carne junto con el atadillo de hierbasy deje hervir.

Cubra la olla, ponga el fuego a fuego lento y cocine a fuego lento hasta que la carne se caiga literalmente del hueso cuando se levante. Asegúrese de que el líquido esté aproximadamente a ¾ de manera ascendente en la espiga al verificarlo en intervalos de 15 minutos. Cuando la carne se haya cocido, retire la carne de la olla y la placa en preparación para servir. Retire y deseche el cordel de cocina y el bouquet garni. Use los jugos de la olla para verter sobre los trozos de carne. ¡Servir y disfrutar!

Información Nutricional por Raciones:
Calorías: 209; Grasa total: 5,9 g; Carbohidratos: 21.77 g; Proteína: 16.98 g;

16. Día 6 - Desayuno: Huevos Revueltos con Salmón Ahumado

Rendimiento: 1 ración
Tiempo total: 16 minutos
Tiempo de preparación: 10 minutos
Tiempo de cocción: 6 minutos

Ingredientes:
Huevos (2)
Salmón ahumado (1/8 taza, finamente picado)
Crema espesa (1 cucharadita)
Mantequilla (1 cucharadita)
Sal y pimienta (1 cucharadita, o al gusto)
Agua (1 cucharadita)

Instrucciones:
En un tazón pequeño, agregue los huevos, el agua y la crema espesa, luego mezcle con un tenedor. A fuego lento, derrita la mantequilla en una sartén. Vierta la mezcla de huevo en la sartén. Revuelva constantemente. Alrededor de un minuto, agregue el salmón y continúe revolviendo una vez que el huevo esté firme y húmedo. Agregue la sal y la pimienta mientras está en el plato.

Información Nutricional por Raciones:
Calorías: 200; Grasa total: 13.3 g; Carbohidratos: 2.3 g; Proteína: 16,7 g;

17. *Día 6 - Almuerzo: Guiso de Pollo al Curry*

Rendimiento: 4 raciones
Tiempo total: 4 horas y 15 minutos
Tiempo de preparación: 10 minutos
Tiempo de cocción: 4 horas y 5 minutos

Ingredientes:
5 medias de pollo
5 muslos de pollo
1 cucharada de salsa Worcestershire
14oz. leche de coco enlatada
½ taza de caldo de pollo
2 cucharadas de salsa de pescado
2 cucharadas de azúcar moreno
4 cucharadas de pasta de curry rojo
1 cucharada de jugo de limón
2 limas, en jugo y cáscaras
1 cucharada de aceite de oliva
½ cucharadita de sal
¼ cucharadita de pimienta

Instrucciones:

Encienda la olla de cocción lenta. Caliente el aceite en una sartén a fuego medio-alto. Sazone el pollo y cocinar en el aceite hasta que se dore por todos lados. Retire y coloque en olla de cocción lenta caliente. Cocine la pasta de curry en la misma sartén durante 1-2 minutos o hasta que esté fragante.

Agregue la salsa Worcestershire, el azúcar moreno y el jugo de limón. Cocine hasta que el azúcar se derrita. Vierta el caldo, la leche de coco, la salsa de pescado, el jugo de limón y la ralladura. Revuelva todo bien y vierta en la olla de cocción lenta. Cubra y cocine a fuego alto durante 4 horas. ¡Servir y disfrutar!

Información Nutricional por Raciones:
Calorías: 387; Grasa total: 16.2 g; Carbohidratos: 26,3 g; Proteína: 35,3 g

18.   *Día 6 - Cena: Curry Vegetariano*

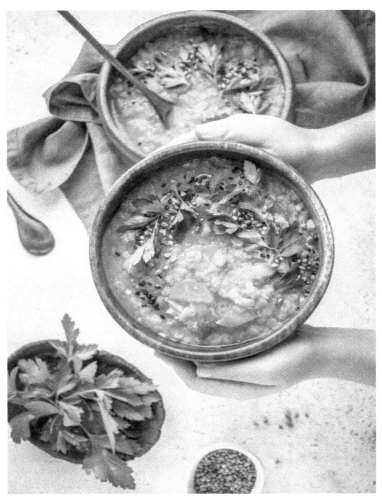

Rendimiento: 4 raciones

Tiempo total: 40 horas 35 minutos

Tiempo de preparación: 30 minutos

Tiempo de cocción: 4 horas y 5 minutos

Ingredientes:

16 onzas de tofu extra firme drenado y cortado en cubos

1 berenjena, picada

14oz. leche de coco enlatada

1 cucharada de azúcar de palma

¼ taza de pasta verde tailandesa

1 ½ tazas de pimiento en rodajas

1 cebolla, en rodajas

½ cucharadita de cúrcuma

2 taza de flores de brócoli

¾ taza de guisantes

1 cucharada de jengibre picado

1 taza de caldo de verduras

Sal al gusto

Instrucciones:

En un horno holandés, combine la leche, la pasta de curry, el azúcar, la cúrcuma y el caldo de verduras. Sazonar con sal al gusto. Agregue la cebolla, el pimiento y la berenjena. Cocine a fuego alto durante 3-4 horas. Mientras tanto, caliente un poco de aceite en una sartén a fuego medio-alto. Agregue el tofu y cocine hasta que se dore por todos lados. Ponlo a un lado. Durante los últimos 30 minutos, agregue el tofu y el brócoli. Deje que el curry se cocine durante los 30 minutos restantes y sirva después.

Información Nutricional por Raciones:

Calorías: 307; Grasa total: 19.9 g; Carbohidratos: 19.1 g; Proteína: 11.1 g;

19. *Día 7 - Desayuno: Pizza de Huevos, Jamón y Piña*

Rendimiento: 12 raciones
Tiempo total: 50 minutos
Tiempo de preparación: 25 minutos
Tiempo de cocción: 25 minutos

Ingredientes:
Jamón (10 rebanadas)
Piña (10 rebanadas)
Huevos (12, golpeados)
Sal y pimienta (1 cucharada o al gusto)
Masa para rollos en forma de media luna refrigerada (2 paquetes)
Salsa (1/2 taza)
Queso cheddar (2 tazas, trituradas)

Instrucciones:
En la cocción de calor medio, el jamón en una sartén durante cinco minutos en ambos lados o hasta que esté dorado uniformemente. Escurrir en una toalla de papel. Revuelva los huevos durante 5 minutos o hasta que ya no esté mojado. Sazonar con sal y pimienta. Precalentar el horno a 350 grados F.

Deje que el rollo de media luna se ajuste al fondo de una fuente para hornear de 9x13. Hornee, la masa por 10 minutos o hasta que esté dorada. Espolvoree la salsa sobre la masa horneada, cubra con el huevo revuelto, desmenuce el jamón encima, corte las rodajas de piña y extiéndalas en todas partes, luego agregue el queso. Hornee durante diez minutos o hasta que el queso se haya derretido. Deje que se enfríe durante diez minutos antes de cortarlo. Servir y disfrutar.

Información Nutricional por Raciones:
Calorías: 204; Grasa total: 10.6 g; Carbohidratos: 13.5 g; Proteína: 13.6 g;

20. *Día 7 - Almuerzo: Coles de Bruselas & Ensalada de Bacon y Huevos*

Rendimiento: 6 raciones
Tiempo total: 1 hora 30 minutos
Tiempo de preparación: 30 minutos
Tiempo de cocción: 1 hora

Ingredientes:
Coles de Bruselas (4 tazas, tostadas y rasuradas)
Huevos duros (4, pelados y cortados finamente)
Tocino (1/4 taza, horneado y picado)
Albaca (¼ taza)
Apio (2 tallos, cortados en cubitos)
Cebolla roja (4 IR, picada)
Crema agria (1/4 taza)
Vinagre de sidra de manzana (2 cucharadas)
Azúcar blanco (1 cucharadita)
Sal y pimienta negra (al gusto)

Instrucciones:
Coloque todos los ingredientes en un tazón grande y mezcle hasta que estén completamente combinados. Enfríe por al menos 1 hora antes de servir. Sirva y disfrute.

Información Nutricional por Raciones:
Calorías: 351.6; Grasa total: 22 g; Carbohidratos: 23.8 g; Proteína: 16 g;

21. Día 7 - Cena: Zoodles y Albóndigas

Rendimiento: 4 raciones

Tiempo total: 45 minutos

Tiempo de preparación: 10 minutos

Tiempo de cocción: 35 minutos

Ingredientes

2 onzas. carne picada

2 calabacines grandes

1 cebolla picada

1 cucharadita de pimienta de cayena

½ cucharadita de chile en polvo

1 taza de salsa de tomate

2 cucharadas de harina de gramo

2 cucharadas de aceite de oliva

½ cucharadita de pasta de ajo

1 cucharadita de comino en polvo

1 cucharadita de canela en polvo

2-3 dientes de ajo picados

¼ cucharadita de sal

2 cucharadas de jugo de limón

1 cucharada de mantequilla

Instrucciones

Precaliente el horno a 355 grados F y coloque la hoja de pergamino en una bandeja para hornear. En un tazón combine la carne picada de res, la harina de gramo, la sal, el chile en polvo, el comino en polvo, la canela en polvo, la pasta de ajo y la cebolla, mezcle. Haga bolas redondas y colóquelas en una fuente para hornear. Hornee por 20-25 minutos. En una sartén, agregue los dientes de ajo y saltee durante 1 minuto. Mezcle, en salsa de tomate y sazone con pimienta de cayena y un poco de sal. Cocine por 5-6 minutos.

Agregue las albóndigas horneadas y mezcle con cuidado para combinar. Derrita la mantequilla en una sartén y saltee el calabacín durante 1-2 minutos y rocíe jugo de limón encima. Transfiera los Zoodles en plato de raciones y cubra con albóndigas. Disfrutar.

Información Nutricional por Raciones:
Calorías: 325; Grasa total: 15 g; Carbohidratos: 25 g; Proteína: 25 g;

Capítulo 9 - Ejemplo de Plan de Comidas para los Días de Ayuno

En el capítulo anterior, exploramos recetas de muestra que puede disfrutar los días que está comiendo comidas con alto contenido calórico por día (sus días de alimentación). En este capítulo profundizaremos en una **muestra de un plan de comidas de 7 días** que sería perfecto para sus **Días de Ayuno** mientras está en el **Plan 5: 2 o Plan de Ayuno de Días Alternos** que puede usar como base para crear su propio plan a seguir.

22. *Día de Ayuno 1 - Desayuno: Yogur y Ciruelas Dulces*

Rendimiento: 1 ración
Tiempo total: 30 minutos
Tiempo de preparación: 15 minutos
Tiempo de cocción: 15 minutos

Ingredientes:
Yogurt (100 gramos, bajo en grasa)
Ciruelas (2, mitades)
Miel (1 cucharadita)

Instrucciones:
Prepare su horno para precalentar a 400 grados F y prepare una bandeja para hornear forrando con papel de aluminio y untando ligeramente con aceite de oliva. Agregue las ciruelas y la miel a un tazón mediano, y mezcle para cubrir por completo. Transfiera sus ciruelas recubiertas de miel a tu bandeja para hornear y ponlas a asar hasta que estén jugosas y suaves (unos 15 minutos). Aleje del calor y deje que se enfríen levemente. Agregue su yogur a un tazón de raciones, luego cubra con ciruela asada. Rocíe con zumos de ciruela y sirva.

Información Nutricional por Raciones:
Calorías: 145; Grasa total: 8 g; Carbohidratos: 10 g; Proteína: 10 g

23. *Día de Ayuno 1 - Almuerzo: Atún y Ryvita*

Rendimiento: 1 ración
Tiempo total: 10 minutos
Tiempo de preparación: 10 minutos
Tiempo de cocción: 0 minutos

Ingredientes:
Crackerbreads Ryvita (2)
Ensalada de atún (60 gramos)
Rúcula (70 gramos)
Pimienta negra (1 cucharadita, agrietada)

Instrucciones:
Coloque sus Ryvita crackerbreads en un plato de raciones. Cubra con ensalada de atún y rúcula. Sazonar con pimienta negra y servir.

Información Nutricional por Raciones:
Calorías: 253; Grasa total: 3 g; Carbohidratos: 8 g; Proteína: 50 g

33.   Día de Ayuno 1 - Cena: Sopa de Miso

Rendimiento: 2 raciones

Tiempo total: 15 minutos

Tiempo de preparación: 5 minutos

Tiempo de cocción: 10 minutos

Ingredientes:

Agua (4 tazas)

Acelga verde (1/2 taza, picada)

Cebolla verde (1/2 taza, picada)

Tofu (1/4 taza, firme, en cubos)

Miso (3 cucharadas, blanco, pasta)

Nori (2 hojas, finamente cortadas)

Instrucciones:

Coloque una olla mediana con agua, a fuego medio, y deje que hierva a fuego lento. Agregue nori y luego continúe hirviendo a fuego lento durante aproximadamente 7 minutos. Agregue el miso en un tazón pequeño con un poco de agua de la olla y bata para formar una pasta suave. Agregue a la cacerola, revuelva, luego agregue todos los ingredientes restantes. Deje cocinar por otros 6 minutos aproximadamente. Servir.

Información Nutricional por Raciones:

Calorías: 88; Grasa total: 2 g; Carbohidratos: 9 g; Proteína: 7 g;

34. Día de Ayuno 2 - Desayuno: Gachas de Avena

Rendimiento: 1 ración
Tiempo total: 15 minutos
Tiempo de preparación: 5 minutos
Tiempo de cocción: 15 minutos

Instrucciones:
Agregue su leche a una cacerola pequeña a fuego medio y deje que hierva mientras revuelve. Agregue avena, revuelva y baje el fuego para que la mezcla hierva a fuego lento. Deje que hierva a fuego lento, revolviendo ocasionalmente, hasta que la leche se absorba en su mayor parte (aproximadamente 2 minutos adicionales).

Información Nutricional por Raciones:
Calorías: 255; Grasa total: 9 g; Carbohidratos: 35 g; Proteína: 12.6 g

24. *Día de Ayuno 2 - Almuerzo: Manzana en Rodajas y Mantequilla de Almendras*

Rendimiento: 1 ración
Tiempo total: 10 minutos
Tiempo de preparación: 5 minutos
Tiempo de cocción: 5 minutos

Ingredientes:
Apple (2, Granny Smith)
Mantequilla de almendras (2 cdas.)

Instrucciones:
Prepare su manzana, rompiendo el tallo y luego cortando para descartar las semillas y el núcleo. Corte las manzanas en rodajas finas y colócalas sobre un plato de raciones. Cubra con lloviznas de mantequilla de almendras y ¡disfrútelo!

Información Nutricional por Raciones:
Calorías: 250; Grasa total: 24 g; Carbohidratos: 50 g; Proteína: 2 g

25. _Día de Ayuno 2 - Cena: Ensalada de Remolacha y Queso Feta_

Rendimiento: 1 ración
Tiempo total: 10 minutos
Tiempo de preparación: 5 minutos
Tiempo de cocción: 5 minutos

Ingredientes:
Remolacha (50 gramos, asada)
Espinaca (60 gramos)
Feta (30 gramos)
Jugo de limón (1 cucharadita)

Instrucciones:
Usando guantes, corte la remolacha en trozos y luego agregue a un tazón grande. Agregue todos los ingredientes restantes y mezcle para combinar. ¡Disfrute!

Información Nutricional por Raciones:
Calorías: 125; Grasa total: 7 g; Carbohidratos: 8 g; Proteína: 7 g

26. *Día de Ayuno 3 - Desayuno: Huevo Hervido y Espárragos*

Rendimiento: 2 raciones
Tiempo total: 15 minutos
Tiempo de preparación: 5 minutos
Tiempo de cocción: 10 minutos

Ingredientes:
Huevo (1 grande)
Espárragos (5 largos, pelados, recortados)
Sal y pimienta (al gusto)

Instrucciones:
Coloque una olla grande con agua con sal a fuego alto y deje que hierva. Agregue los espárragos y cocínelos hasta que estén tiernos (aproximadamente 5 min). Agregue su huevo a la cacerola al mismo tiempo y deje cocinar durante 3 minutos. Coloque una taza de huevo con huevo en un plato de raciones y sirva junto con espárragos, sal y pimienta.

Información Nutricional por Raciones:
Calorías: 90; Grasa total: 5 g; Carbohidratos: 4 g; Proteína: 8.5 g;

27.   *Día de Ayuno 3 - Almuerzo: Batido de Proteína de Uva*

Rendimiento: 1 ración
Tiempo total: 10 minutos
Tiempo de preparación: 10 minutos
Tiempo de enfriamiento: 0 minutos

Ingredientes:
Uvas (1 taza)
Espinaca (1 taza)
Plátano (1/2)
Bayas de Goji (1 cucharadita)
Mezcla de proteína de guisante (1 cucharada)
Jugo de naranja (2 cucharadita)
Leche de almendras (1½ tazas)

Instrucciones:
Agregue todos sus ingredientes a una licuadora, y procese hasta que quede suave. Transfiera a un vaso de raciones y ¡disfrútelo!

Información Nutricional por Raciones:
Calorías: 292.3; Grasa total: 5,2 g; Carbohidratos: 54.5 g; Proteína: 12.5g

28. *Día de Ayuno 3 - Cena: Hamburguesas de Pavo con Maíz*

Rendimiento: 1 ración
Tiempo total: 15 minutos
Tiempo de preparación: 5 minutos
Tiempo de cocción: 10 minutos

Ingredientes:
Mezcla de hamburguesas:
Panceta de pavo (111 g)
Huevo (1, golpeado)
Cebolla de primavera (1 cucharada, picada)
Ajo (1 diente, picado)
Ají picante (1/2 cucharadita, tierra)
Maíz:
Maíz en la mazorca (1, medio, calentado)

Instrucciones:
Agregue todos los ingredientes de su hamburguesa a un tazón grande y masajee suavemente para combinar. Establecer para marinar en el refrigerador durante al menos 30 minutos. Divida la mezcla de manera uniforme por la mitad y forme 2 hamburguesas de hamburguesas. Cocine en una parrilla precalentada hasta que esté completamente cocida (aproximadamente 5 minutos por lado). Sirva junto al maíz en la mazorca.

Información Nutricional por Raciones:
Calorías: 328; Grasa total: 17 g; Carbohidratos: 30 g; Proteína: 19 g;

29. *Día de Ayuno 4 - Desayuno: galletas de aguacate Belvita para el desayuno*

Rendimiento: 1 ración
Tiempo total: 10 minutos
Tiempo de preparación: 10 minutos
Tiempo de cocción: 0 minutos

Ingredientes:
Galletas de desayuno Belvita (4, arándano)
Aguacate (100 gramos, puré)
Sal y pimienta (a gusto)

Instrucciones
Coloque sus galletas planas en un plato de raciones y cubra con aguacate machacado. Sazonar a gusto y servir.

Información Nutricional por Raciones:
Calorías: 388; Grasa total: 24 g; Carbohidratos: 48 g; Proteína: 12 g;

30. *Día de Ayuno 4 - Almuerzo: Pudín de Chia de Mango*

Rendimiento: 6 raciones
Tiempo total: 2 horas 10 minutos
Tiempo de preparación: 10 minutos
Tiempo de enfriamiento: 2 horas

Ingredientes:
Leche de lino (1 ½ tazas, con sabor a coco)
Mango grande (1, cortado en trozos)
Extracto de vainilla (1 cucharadita)
Sal de té (1/8 cdta.)
Semilla de chía (7 cucharadas)
Canela (3 cucharadas)

Instrucciones:
Agregue todos los ingredientes en una licuadora y mezcle hasta que los ingredientes estén combinados y sin grumos. Pon la mezcla en un recipiente y en la nevera durante 2 horas o hasta que se espese. ¡Servir y disfrutar!

Información Nutricional por Raciones:
Calorías: 159; Grasa total: 10 g; Carbohidratos: 18 g; Proteína: 4g

31. Día de Ayuno 4 - Cena: Verduras Asadas con Glaseado Balsámico

Rendimiento: 1 ración
Tiempo total: 40 minutos
Tiempo de preparación: 10 minutos
Tiempo de cocción: 30 minutos

Ingredientes:
Calabacín (1/2)
Berenjena (1/2)
Calabaza moscada (1/2)
Pimiento rojo (1/2)
Vinagre balsámico (2 cdas.)
Jugo de limón (1 cucharadita)

Instrucciones:
Ajuste el horno para precalentar a 425 grados F y prepare una bandeja para hornear forrando con papel de aluminio. Agregue todos sus ingredientes a un tazón grande y mezcle para combinar. Transfiera a la bandeja para hornear preparada y póngalo a asar durante unos 30 minutos (las verduras deben estar caramelizadas, pero tiernas). Servir.

Información Nutricional por Raciones:
Calorías: 261; Grasa total: 2 g; Carbohidratos: 57 g; Proteína: 13 g;

32. *Día de Ayuno 5 - Desayuno: Tortilla de Espinacas*

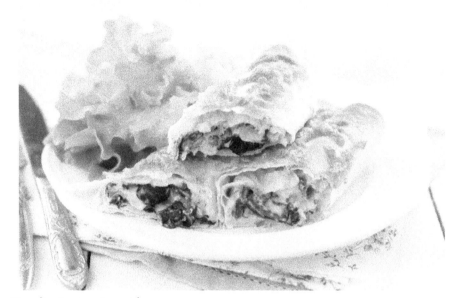

Rendimiento: 1 ración

Tiempo total: 10 minutos

Tiempo de preparación: 5 minutos

Tiempo de cocción: 5 minutos

Ingredientes:

Huevos (2)

Hojas de espinaca (60 gramos)

Sal y pimienta (a gusto)

Instrucciones:

Agregue los huevos y las espinacas en un tazón mediano, sazone con sal y pimienta y mezcle con batidor. Coloque una sartén ligeramente engrasada a fuego medio y deje que se caliente. Agregue la mezcla de huevo, una vez caliente, y cocine hasta que el huevo comience a fraguar (aproximadamente 3 minutos). Voltee su huevo hasta la mitad para formar una tortilla y continúe cocinando hasta que esté completamente listo (aproximadamente otros 2 minutos). ¡A disfrutar!

Información Nutricional por Raciones:
Calorías: 161; Grasa total: 10 g; Carbohidratos: 6 g; Proteína: 13 g

33. *Día de Ayuno 5 - Almuerzo: Frijoles de Soya Verde*

Rendimiento: 1 ración
Tiempo total: 10 minutos
Tiempo de preparación: 5 minutos
Tiempo de cocción: 5 minutos

Ingredientes:
Frijoles de Soya Verde (60 gramos)
Sal de roca - (1 cucharadita)

Instrucciones:
Coloque una olla mediana con agua con sal sobre fuego alto y deje que hierva. Una vez que hierva, agregue los frijoles de soya verde y cocine hasta que estén tiernos (aproximadamente 5 minutos). Escurra, y cuidadosamente saque los granos de las vainas en un tazón mediano. Agregue sal de roca y mezcle para cubrir uniformemente. ¡Disfrute!

Información Nutricional por Raciones:
Calorías: 84; Grasa total: 4 g; Carbohidratos: 7 g; Proteína: 8 g;

34. *Día de Ayuno 5 - Cena: Humus y Crudités*

Rendimiento: 1 ración
Tiempo total: 10 minutos
Tiempo de preparación: 10 minutos
Tiempo de cocción: 0 minutos

Ingredientes:
Humus (40 gramos)
Zanahorias (3 jumbo, cortadas en pequeños palitos)
Pepino (1/2 taza, cortado en pequeños palitos)
Pimientos Rojos de Campana (1/2 taza, cortados en pequeños palitos)

Instrucciones:
Agregue su humus a un tazón pequeño y colóquelo en el centro de un plato de raciones. Agregue sus verduras alrededor del humus y ¡disfrútelo!

Información Nutricional por Raciones:
Calorías: 175; Grasa total: 4.3 g; Carbohidratos: 31 g; Proteína: 6 g;

35. *Día de Ayuno 6 - Desayuno: Yogur Bajo en Grasa de Plátano*

Rendimiento: 1 ración
Tiempo total: 10 minutos
Tiempo de preparación: 10 minutos
Tiempo de cocción: 0 minutos

Ingredientes:
Yogur (100 gramos, bajo en grasa)
Plátano (1)
Canela (1/4 cdta.)

Instrucciones:
Combine todos sus ingredientes en su licuadora, y procese hasta que quede suave. ¡Disfrutar!

Información Nutricional por Raciones:
Calorías: 177; Grasa total: 2.2 g; Carbohidratos: 36.2 g; Proteína: 7 g;

36. *Día de Ayuno 6 - Zanahoria al Curry, Boniato y Sopa de Jengibre*

Rendimiento: 3 raciones
Tiempo total: 35 minutos
Tiempo de preparación: 15 minutos
Tiempo de cocción: 20 minutos

Ingredientes:
Aceite de oliva virgen extra (2 cucharaditas)
Chalotes (½ taza, picados)
Boniatos (3 tazas, peladas, en cubos)
Zanahorias (1½ taza, peladas, en rodajas)

Instrucciones:
Coloque una olla con el aceite a fuego medio hasta que empiece a humear. Agregue los chalotes a la olla y saltee hasta que esté tierna (debe tomar aproximadamente 2 - 3 min). Agregue todas sus verduras preparadas a las chalotas y su curry, luego deje cocinar por otros 2 minutos. Vierta en su caldo y deje que hierva. Una vez que hierva, coloque la tapa en la olla y reduzca el fuego a bajo. Permita que esta mezcla hierva a fuego lento hasta que sus verduras estén tiernas. Una vez que esté tierna, agregue sal y vierta su sopa en un procesador de alimentos. Pulse hasta que esté cremoso y suave. Colar, servir y disfrutar.

Información Nutricional por Raciones:
Calorías: 144; Grasa total: 2.3 g; Carbohidratos: 27,3 g; Proteína: 4.1 g;

37. *Día de Ayuno 6 - Cena: Pechugas de Pavo con Espinacas Marchitas*

Rendimiento: 1 ración
Tiempo total: 45 minutos
Tiempo de preparación: 15 minutos
Tiempo de cocción: 30 minutos

Ingredientes:
Pechuga de pavo (125 gramos, limpia y seca)
Espinaca (1 taza, cocida)
Sal y pimienta (1 cucharadita cada uno)

Instrucciones:
Prepare su horno para precalentar a 400 grados F y prepara una bandeja para hornear forrando con papel de aluminio. Coloque su pechuga de pavo en la bandeja para hornear, sazone con sal y pimienta. Ajuste para hornear hasta que la pechuga de pavo esté completamente cocida (aproximadamente 30 minutos). Retire del horno y deje reposar a temperatura ambiente durante aproximadamente 5 minutos antes de las raciones. Sirva junto con espinacas recalentadas.

Información Nutricional por Raciones:
Calorías: 216; Grasa total: 1.2 g; Carbohidratos: 5,5 g; Proteína: 42 g

38. *Día de Ayuno 7 - Desayuno: Batido de Manzana, Zanahoria y Jengibre*

Rendimiento: 1 ración
Tiempo total: 10 minutos
Tiempo de preparación: 10 minutos
Tiempo de cocción: 0 minutos

Ingredientes:
Apple (1, sin corazón, picado)
Zanahoria (1 jumbo, picado)
Jengibre (1 cucharada, picado)

Instrucciones:
Combine todos sus ingredientes en su licuadora, y procese hasta que quede suave.

Información Nutricional por Raciones:
Calorías: 211.2; Grasa total: 1.3 g; Carbohidratos: 54.7 g; Proteína: 2,6 g;

39. *Día de ayuno 7- Almuerzo: Batido de Arándanos, Plátanos, Almendras*

Rendimiento: 1 ración
Tiempo total: 10 minutos
Tiempo de preparación: 10 minutos
Tiempo de cocción: 0 minutos

Ingredientes:
Arándanos (200 gramos, congelados)
Plátano (1, picado)
Leche de almendras (1 taza)

Instrucciones:
Combine todos sus ingredientes en su licuadora, y procese hasta que quede suave.

Información Nutricional por Raciones:
Calorías: 189.1; Grasa total: 4.1g; Carbohidratos: 40.0 g; Proteína: 2.7 g

40.   *Día de Ayuno 7 - Cena: Pizza Pitta*

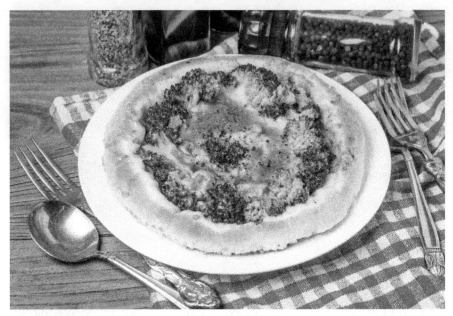

Rendimiento: 1 ración
Tiempo total: 10 minutos
Tiempo de preparación: 3 minutos
Tiempo de cocción: 7 minutos

Ingredientes:
Pan pitta (1, trigo integral)
Queso mozzarella (25 gramos, rallado)
Tomate (1, cortado en cubitos)
Hierbas (1 cucharada., de su elección)
Sal y pimienta para probar)

Instrucciones
Prepare su horno para precalentar a 400 grados F y prepare una
bandeja para hornear engrasando ligeramente con aceite de oliva.
Coloque su pita en una superficie plana. Cubra con queso, tomates y

hierbas, luego sazone con sal y pimienta. Transfiera a la bandeja para hornear, y póngalo a hornear hasta que el queso se derrita, y la pita esté ligeramente dorada (aproximadamente 7 minutos). ¡Disfrutar!

Información Nutricional por Raciones:

Calorías: 178; Grasa total: 2 g; Carbohidratos: 36 g; Proteína: 5 g;

Capítulo 10 - Recetas saludables de postre de bonificación

Generalmente, en una dieta, no se disfrutan de los dulces, pero debido a que la vida sucede, siempre es mejor tener unos cuantos "dulces" sanos a los que recurrir cuando el deseo de comer algo dulce llama. Por lo tanto, en este capítulo, aunque breve, exploraremos 2 deliciosas recetas de postres que puedes disfrutar de vez en cuando con la dieta de ayuno intermitente sin culpa.

41. *Postre de Bonificación #1: Sorbete de Melón y Bayas sin Azúcar*

Rendimiento: 6 raciones
Tiempo total: 5 minutos
Tiempo de preparación: 5 minutos
Tiempo de cocción: 0 minutos

Ingredientes:
4 ½ tazas de cubitos de hielo, triturados
½ libra de melón, en cubos
½ taza de bayas mezcladas
1 cucharada de ralladura de naranja rallada
2 cucharadas de miel

Instrucciones:
Colocar todos los ingredientes en una licuadora. Mezclar los ingredientes por 30 segundos. Servir inmediatamente.

Información Nutricional por Raciones:
Calorías: 97.5; Grasa total: 0.7 g; Carbohidratos: 24.2 g; Proteína: 1 g;

42. *Postre de Bonificación # 2: Tarta de Queso y Zarzamora Sin Azúcar*

Rendimiento: 4 raciones

Tiempo total: 50 minutos

Tiempo de preparación: 20 minutos

Tiempo de cocción: 30 minutos

Ingredientes

1 taza de puré de mora

1 cucharadita de extracto de vainilla

3 tazas de queso crema

½ taza de crema batida

1 taza de moras

2 cucharadas de mantequilla derretida

3 claras de huevo

1/2 taza de leche condensada

2 paquetes de galletas Graham, desmoronadas

Instrucciones

Precalentar el horno a 350 grados. Batir las claras de huevo hasta que estén esponjosas. En un tazón separado, bata el queso crema hasta que quede difuso. Ahora agregue la crema batida, las claras de huevo batidas, el puré de moras, la mantequilla, la leche condensada, la vainilla y la dobló. Unte las galletas desmenuzadas en un molde redondo engrasado y presione bien. Vierta la mezcla de queso y colóquelo con una espátula de manera uniforme.

Hornee por 25-30 minutos. Cuando la tarta esté hecha, colóquela en el congelador por 20 minutos. Cubra con moras y sirva.

Información Nutricional por Raciones:

Calorías: 334; Grasa total: 32 g; Carbohidratos: 5 g; Proteína: 9 g;

Conclusión

¡Lo hiciste! Juntos exploramos el mundo del Ayuno Intermitente y cómo dirigirlo en la dirección correcta en su propio viaje de Ayuno Intermitente. Espero que haya encontrado útil este libro mientras busca comidas sabrosas y sencillas que pueda disfrutar para estar sano y ser mejor para ti.

Entonces, ¿qué viene después? Siga cocinando. Siéntase libre de mezclar y combinar estas recetas que le presentamos y utilizando todo el conocimiento aprendido de este libro para tomar decisiones informadas. Estas recetas son solo recomendaciones, y pueden ajustarse según lo considere adecuado para sus preferencias personales.

De hecho, es hora de comenzar a vivir una vida más saludable, y estoy eufórico de que haya elegido comenzar su viaje conmigo. Espero que haya disfrutado cocinando conmigo, si lo hizo, considere dejar una crítica positiva en mi página de Amazon. Ahora, disfrute de esas comidas y continúe bebiendo una cantidad adecuada de agua y haciendo tanto ejercicio como pueda.

¡Mucha suerte en su viaje de Ayuno Intermitente!

Michael S. Davis

CPSIA information can be obtained
at www.ICGtesting.com
Printed in the USA
BVHW041423071220
595089BV00002B/279